零基础学五运六气

顾植山　审　定

郭香云　编　著

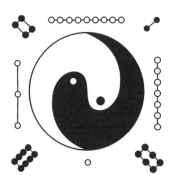

北京科学技术出版社

图书在版编目（CIP）数据

零基础学五运六气 / 郭香云编著 . — 北京 : 北京
科学技术出版社 , 2022.3（2025.5 重印）

ISBN 978-7-5714-2013-0

Ⅰ . ①零… Ⅱ . ①郭… Ⅲ . ①运气（中医）—基本知识

Ⅳ . ① R226

中国版本图书馆 CIP 数据核字 (2021) 第 265154 号

策划编辑：刘　立
责任编辑：白世敬
责任印制：李　茗
封面设计：源画设计
出 版 人：曾庆宇
出版发行：北京科学技术出版社
社　　址：北京西直门南大街 16 号
邮政编码：100035
电　　话：0086-10-66135495（总编室）
　　　　　0086-10-66113227（发行部）
网　　址：www.bkydw.cn
印　　刷：三河市国新印装有限公司
开　　本：710 mm × 1000 mm　1/16
字　　数：173 千字
印　　张：11.5
版　　次：2022 年 3 月第 1 版
印　　次：2025 年 5 月第 5 次印刷
ISBN 978-7-5714-2013-0

定　　价：56.00 元

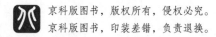

内容提要

　　运气思维突破了常规辨证思维的瓶颈，带来效如桴鼓。随着近几年以顾植山教授为代表的龙砂医学流派对五运六气的大力推广，想学五运六气的人越来越多，但初学者往往不知该从何入手。本书即是学习五运六气的入门读物，主要包括五运六气基础知识、运气思维模式、三因司天方、龙砂开阖六气针法、龙砂膏方养生治未病、疫病预测防治、临床实践、心得体会等内容，基本按照基础、渐进、临床实战的顺序撰写。希望本书的出版能帮助广大的五运六气初学者少走弯路，快速找到学习五运六气的门径，并早日登堂入室！

序

为什么要学习五运六气，学了有什么用？郭香云医生的事例是对这一问题的很好的回答。

郭香云原是山东兖矿新里程总医院一位默默无闻的普通中医，2016年，她参加了一次五运六气临床应用培训班后，就对五运六气产生了浓厚的兴趣，于是拜我为师，并脱产半年跟诊。跟诊结束回到医院后，她的门诊病人数由之前的寥寥无几快速增长到使她不能正常下班的程度，病人的感谢信、锦旗及媒体报道络绎不绝。郭香云临床上的巨大变化震撼了医院的其他医生，该院中医科的全体医生乃至郭香云的硕士研究生导师、主管副院长等都陆续前来我处拜师学习。随后，郭香云的影响又进一步扩大到其他医院，在济宁市金乡、汶上等地的多家医院掀起了学习五运六气的热潮。济宁市中医药学会的五运六气专业委员会也于2021年成立，并挂靠在郭香云所在的医院。

其实，郭香云的事例不是个案，这样的例子在龙砂医学流派的传承队伍中不断涌现。郭香云进修跟师半年的示范效应，带动了龙砂团队的进修热，在她之后已有39人陆续前来进修。现在预约跟师的龙砂弟子接连不断，这也许是师承教育的最好体现。

五运六气研究的是自然界动态变化的节律，这个节律受多因子综合影响。学习五运六气不可机械化、固定化，因为运气之至或不至往往不是靠简单推演就能确定的。我们在临床应用五运六气时，常结合气象、物象、脉象、证象、治象（临床用方药的反应）等综合判断运气状况。只有采用多因子综合分析和动态变化分析相结合的方法，才能取得较好的应用效果。《黄帝内经》明确指出，五运六气"时有常位，气无必也"，五运六气有至而未至、未至而至、不迁正、不退位、升之不前、降而不下、运气胜复等变化，

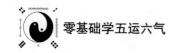

故《黄帝内经》强调"不以数推,以象之谓也"。

目前市面上有关五运六气的书大多讲的是运气的推演方法,给人造成了学会常位推演就是学会了五运六气的错觉。这种现象古人早有揭示,如北宋沈括说:"今人不知所用,而胶于定法,故其术皆不验。"还有一些人认为五运六气涉及天文、历法、气象、易学、物候、星占等,很深奥,很难学。曾有一位中医药大学的老师感慨说,他花了十几年的时间,读了许多天文、历法、周易、气象、术数等方面的书,却越读越糊涂,临床上一无所用。所以现在当有学生向他咨询五运六气时,他就劝学生不要去学了。其实,这是学习五运六气的方法不对。

古人在构建运气理论的过程中确实运用了许多天文、历法等方面的知识,但我们没有必要把这些方面的知识都研究个遍。就拿天象来说,古代的天象与现在的天象是不同的,如果按古代文献记载的天象与运气的对应关系去推求现在的运气,就是刻舟求剑——刻天象求运气了!比如,古人曾用相应的天象来标记用"葭管飞灰"候到的"气",由此产生了十二地支。黄帝时代定下的十二地支中,"子"的天象是猎户座,对应冬至日19点左右,但现在冬至日19点左右时对应的天象却是白羊座,到23点半左右才能看到猎户座,这就与古代子时看到猎户座的时间差了两个多时辰。从月份来看,黄帝时代"子"对应猎户座,与11月相应,但现在要到2月份的雨水时节才看到猎户座,与古代差了2个多月。这就是"岁差"。由于岁差的原因,黄帝时代看天象定时间的历法到尧时就乱套了,所以才有了"羿射九日"的故事。又如木星在黄道上每11.86年自西向东运行一周,运行周期与岁气的12年周期很接近,因此曾被古人用作岁气的标记,被称为"岁星"。但由于11.86年毕竟较12年快了一点,若干年后发现岁星的位置较岁气的实际位置要超前一次,这叫作"岁星超辰"(现代计算得出,岁星每84.71年超辰一次)。尽管后世一些搞星占术数的人还在用岁星推演,但岁星在汉以后的历法中早就被弃用了。故后人总结出了"天自为天,岁自为岁"的规律。所以说,文献上记载的天象与运气的对应关系只能反映一个时段的对应关系,现在不能再按文献记载的天象与运气的对应关系去推求运气。

实际上五运六气并不难学,也没有那么复杂。临床应用五运六气时,也不一定需要有很深的理论研究，就像缺少文化的农民照样可以做出优质豆腐，不了解高深的计算机原理并不影响使用电脑一样。一些龙砂弟子在交流心得体会时说，用好五运六气的要诀是"简单、自信"。正是这份简单和自信，才使郭香云能从零基础学好、用好五运六气，成为深受群众喜爱的名中医。

　　郭香云不是五运六气研究专家，她是五运六气践行者。《零基础学五运六气》这本书讲述的是郭香云对五运六气的认知、理解和践行经验，希望能给徘徊在五运六气大门外、纠结于学了五运六气后是否有利于治病的人一些借鉴和鼓励。

顾植山

2022 年元月

前　言

　　《黄帝内经》是中医学最重要的经典，五运六气是《黄帝内经》最核心的思想。在学五运六气之前，辨证论治是我临床诊治疾病的主要方法。但随着接诊病例的日益复杂与多变，这种相对静态的思维模式经常会遇到瓶颈，已不能满足临床需要。一次偶然的机会，我聆听了龙砂医学流派代表性传承人顾植山教授对五运六气的讲解，以及临床应用运气理论取得神奇疗效的诸多验案，深感五运六气之妙，因为这些案例是难以按照常规的辨证论治思路治疗或疗效甚微的。于是，我毅然决定学习五运六气。

　　2016 年 10 月，我有幸成为顾植山教授的弟子，并于 2017 年初开始脱产半年侍诊恩师左右，勤做笔记，聆听教诲，反复领会，受益匪浅。在此期间，更是目睹恩师治好了许多病人的疑难重症。其中有些病人是几经辗转、不远千里找到恩师，寻求生存的希望的。

　　几年来，从零基础学五运六气，到临床上熟练地运用运气理论，我在临床中的诊疗思维开阔了许多，突破了常规辨证思维带来的瓶颈，治疗了许多比较棘手的疑难杂症，成功地治愈了一个又一个病人。每当病人露出开心笑容和表达感激之情时，我都信心倍增，同时也由衷地感谢恩师一路以来的引领！

　　五运六气研究的是自然界动态的周期性变化规律，把司天、司人、司病证的运气思维模式应用到临床，多能效如桴鼓。随着近几年以恩师为代表的龙砂医学流派对五运六气的大力推广，想学五运六气的人越来越多，但初学者往往会比较困惑，不知道从何处入手。本书即是我在总结顾植山教授的五运六气学术思想的基础上，根据自己学习五运六气的经历和亲身感受、所见、所思、所学、所得撰写的五运六气入门读物，希望对初学者有引径之用。

本书主要包括五运六气基础知识、运气思维模式、三因司天方、龙砂开阖六气针法、龙砂膏方养生治未病、疫病预测防治、临床实践、心得体会等内容，基本按照基础、渐进、临床实战的顺序撰写。故建议读者阅读本书时从头开始一步步地阅读，不要跳跃，先了解基础内容，有了运气知识架构后再去领会运气思维的灵活多变，最后研读临床案例，从中汲取经验。

本书的撰写得到了恩师顾植山教授的悉心指导和全面审定，在此向恩师表示最诚挚的敬意和谢意！

希望本书的出版能帮助广大的五运六气初学者少走弯路，快速找到学习五运六气的门径，并早日登堂入室！

郭香云

2022 年元月

目 录

第一章 五运六气基础知识

学习五运六气，就像聚沙成塔。经常有五运六气爱好者跟我说，想学习五运六气，但不知如何入手。有的人认为运气理论深奥难懂，我刚开始学习运气时也有同感，但在龙砂医学流派代表性传承人顾植山教授及师兄师姐们的带领下，从基础开始学，勤学多问，后来发现运气理论其实并不难学，夯实基础是关键。

五运六气，是古人探讨自然界周期性动态变化规律及其对人体健康和疾病影响的一门学问，包括年、季、月、节、日、时等的时空节律，以及六十甲子甚而更长时间的自然变化规律。

五运六气的基本要素主要有天干、地支、五运、六气等。天干、地支是五运六气的演绎符号，天干化五运，地支纪六气，每一年均由不同的干支相配，故有不同的运气特点。十天干和十二地支结合，形成六十甲子一个循环周期。

一、十天干

十天干包括甲、乙、丙、丁、戊、己、庚、辛、壬、癸。

（一）天干的来源

古人通过观察自然界事物的生长变化规律，发现了生、长、化、收、藏五种时态，就用木、火、土、金、水五种代表符号表示，这五种时态称为五行。五行是不断运动变化的，又称五运。五行在运动变化过程中有强有弱，呈波状。五行又分阴阳，共有十种象态，用十天干来标记，一行对应两个天干。如位于东方，阳气渐长，以示生发、春生之象的用甲乙表示，在五行中代表木，甲为阳木，乙为阴木；位于南方，阳气壮大，以示茂盛、夏长之象

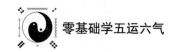

的用丙丁表示，在五行中代表火，丙为阳火，丁为阴火；地处中央，连于四方，以示孕育、转化之象的用戊己表示，在五行中代表土，戊为阳土，己为阴土；位于西方，阳气始降，以示收获、秋收之象的用庚辛表示，在五行中代表金，庚为阳金，辛为阴金；位于北方，阳气收藏，以示储存、冬藏之象的用壬癸表示，在五行中代表水，壬为阳水，癸为阴水。

（二）天干阴阳属性

十天干包括五个阳干和五个阴干。其中，甲、丙、戊、庚、壬为五个阳干，代表太过；乙、丁、己、辛、癸为五个阴干，代表不及。

（三）十天干与五行、五方、五季、五色的配属关系

天体的运行，会影响万物的发生、成长和壮衰，取象比类，用五行为代表符号，五行中的每一行都代表一类运动变化气息，共有五行之气。十天干与五行相配，五行与五方、五季、五色各有相应的关系，如甲乙在五行配属木，位于东方，对应于春季，主青色，代表春生之气，称为木气。"万物应之，各有色象"，《素问·阴阳应象大论篇》云："东方生风，风生木，木生酸，酸生肝……在色为苍……南方生热，热生火……在色为赤……"十天干与五行、五方、五季、五色的相配关系如下表所示。

十天干与五行、五方、五季、五色相配关系表

天干	甲乙	丙丁	戊己	庚辛	壬癸
五行	木	火	土	金	水
五方	东	南	中	西	北
五季	春	夏	长夏	秋	冬
五色	青	赤	黄	白	黑

（四）天干化五运

古人占天望气时，看到天之五气流散于天上，五气的运行各有结束日期，详见下面五气经天图。

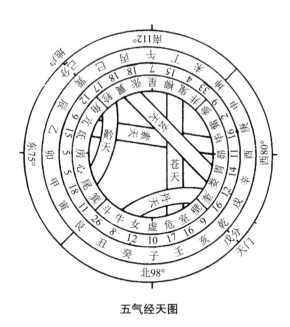

五气经天图

《素问·五运行大论篇》记载《太始天元册》文云："丹天之气，经于牛女戊分；黅天之气，经于心尾己分；苍天之气，经于危室柳鬼；素天之气，经于亢氐昴毕；玄天之气，经于张翼娄胃。所谓戊己分者，奎壁角轸。"逢甲、己岁观察到的是土象，合化为土运；逢乙、庚岁观察到的是金象，合化为金运；逢丙、辛岁观察到的是水象，合化为水运；逢丁、壬岁观察到的是木象，合化为木运；逢戊、癸岁观察到的是火象，合化为火运。正如《素问·天元纪大论篇》云："甲己之岁，土运统之；乙庚之岁，金运统之；丙辛之岁，水运统之；丁壬之岁，木运统之；戊癸之岁，火运统之。"

古人将当时直接观察的相关天象与地上看到的五行之象联系起来，确立了天干与五运的关系，天象只是工具、符号，天象不断地发生变化，而五运六气的时间周期节律固定不变，故"天自为天，岁自为岁"。

天干化运的歌诀：

甲己化土乙庚金，丁壬化木水丙辛。

戊癸化火知五运，太过不及仔细循。

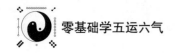

二、十二地支

十二地支包括子、丑、寅、卯、辰、巳、午、未、申、酉、戌、亥。

（一）地支的来源

伶伦是古代的音乐家，他用"飞灰候气法"发现了十二地气，以十二地支作为代表符号。有一本讲音乐史的著作，认为我们古代只有五音，七音是西方传过来的，那是不了解我们古代的音乐。我们知道，《黄帝内经》里记载了五色、五味、五音等，五色并不是只有五种颜色，五味也不是只有五种味道，五音也不是只有五种音阶，五色、五味、五音都是五行之所应。五行学说可以概括万物，以象统物，五行学说把原有的十二个音阶变成了和谐的五音——角、徵、宫、商、羽。在七千五百年至九千年前的贾湖遗址中发掘出来的二三十只骨笛已经包含了完整的十二个音阶，可以演奏现代的流行歌曲，中央电视台曾做过报道，所以我们古代不是只有五音，而是有十二个音阶的。伶伦并不是发明了十二音阶，而是观察到了听得见的声音与听不见的声音都是受共同的规律支配的，这非常符合现代科学理论，任何物质都是运动的，有运动就会产生频率，有频率就会产生声音。大多数的声音我们是听不见的，但是自然界中许多声音是会互相感应的，能产生共振，如质量好的古琴会不弹自奏，即"同气相求，同声相应"。伶伦按照标准的十二个音阶制作了十二个乐管，每个乐管上面放最轻的东西，也就是芦苇里的薄膜烧成的灰，这是当时他能想到的最轻的东西，这些乐管管端上口平齐，上覆以绢帛，下端长短不一。他把十二个乐管放在地下的密室里，使之不受干扰。他发现，在冬至那天，最长的、音最低的那个乐管里的灰飞了出来，他将这个管称为黄钟。黄钟管最长，得地中阳气最早，冬至一阳来复，故黄钟管里的灰便自动飞出。过一段时间，又一个乐管里的灰飞了出来。有意思的是，当十二个乐管里的灰飞完了之后，又循环回到第一个乐管。伶伦发现，十二个音阶的乐管和自然界的十二个时间段能产生共振，形成一个时间周期律。这十二个乐管候得的气，因为从地下候得，被称为十二地气，简称十二气。古人把这种通过"葭管飞灰"候得地气的方法，称为"飞灰候气法"。

伶伦用十二个乐管候得的十二个气来定十二个月，以每个气对应一个月。而按照朔望月确定的十二个月的时间长度并不标准，如果哪个月气没有到，就要等到下一个月，于是就有了闰月，一般为 19 年 7 闰。伶伦通过飞灰候气法发现十二地气的时间周期是非常标准的，恰恰就是从冬至到下一个冬至的标准时间长度，这个时间周期被称为岁。这也是岁与年的不同之处。郑玄注《周礼·春官》云："中数曰岁，朔数曰年。"孔颖达疏《礼记正义》云："中数者，谓十二月中气一周，总三百六十五日四分之一，谓之一岁；朔数者，谓十二月之朔一周，总三百五十四日，谓之年。"从大寒开始，十二个月的中气循环一周为 365.25 日，称为岁；朔望月的平均长度为 29.53 日，12 个月为 354 日或 383 日，从当年正月初一到次年正月初一之间的一段时间，称为年，故岁与年不同。

飞灰候气法要求比较高，不容易实施，古人就仰观天象。当代表某一地气的乐管中的芦苇灰飞出来时，看看天上对应的是什么形状的星象，通过仰观天上的星象而得知某一时间的地气。十二地气对应十二星象，子、丑、寅、卯、辰、巳、午、未、申、酉、戌、亥是十二种星象的象形符号，用来表示十二地气，称为十二地支。所以，十二地支是十二地气的天文表达，十二生肖就是十二种星象的具体形象符号。（以上内容根据顾植山老师讲课整理）

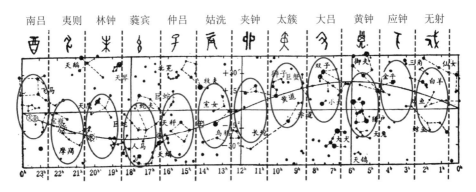

十二地支相应十二星象、十二律吕图

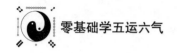
（二）地支阴阳属性

十二地支包括六个阳支和六个阴支。其中，子、寅、辰、午、申、戌为六个阳支，丑、卯、巳、未、酉、亥为六个阴支。

（三）十二地支与五行、五方、五季、五色的配属关系

十二地支与五行、五方、五季、五色的配属关系：寅卯－木－东方－春季－青色；巳午－火－南方－夏季－红色；丑辰未戌－土－中央－长夏－黄色；申酉－金－西方－秋季－白色；亥子－水－北方－冬季－黑色。十二地支与五行的配属关系源于三阴三阳开阖枢理论。按照一年四季划分，每季配属三个地支、各有三气（开阖枢），天门、地户是阴阳之气的变化节点，子、午、卯、酉是四枢（四正支），亥、寅、巳、申是四开，丑、辰、未、戌是四阖，阖于中央。五行之土位于中央，属长夏。《素问·太阴阳明论篇》云："脾者土也，治中央，常以四时长四脏，各十八日寄治，不得独主于时也。"土能承载万物，旺于四季之末。如下图所示。

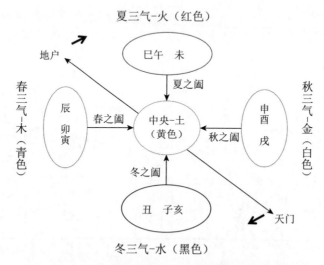

十二地支与五行、五方、五季、五色的配属关系图

（四）地支纪气与正化、对化

天干、地支作为五运六气的演绎符号，表示 60 年一个循环周期内运气变化的特点，十天干合化五运，十二地支合化六气。地支合化六气也称地支纪气。阴阳各有开、阖、枢三种运动状态，形成六种气化运动，称为六气，分别是厥阴风木、少阴君火、少阳相火、太阴湿土、阳明燥金、太阳寒水。十二地支中每两个地支合化为一气，与六气相配。逢子、午年为少阴君火，逢丑、未年为太阴湿土，逢寅、申年为少阳相火，逢卯、酉年为阳明燥金，逢辰、戌年为太阳寒水，逢巳、亥年为厥阴风木。

子午化少阴君火。午位于正南方，月建为五月仲夏，火旺于夏，而南方为火之本位，故君火生于午，为正化。子位于正北方，月建为十一月仲冬，与南方的午位相对，为对化。

丑未化太阴湿土。未在西南湿土之位，月建为六月长夏，土旺于此季，故湿土生于未，为正化。丑在东北位，月建为十二月季冬，与西南方的未位相对，为对化。

寅申化少阳相火。寅位于东方之首，月建为正月孟春，木旺于春，而木能生火，故相火生于寅，为正化。申位于西方之首，月建为七月孟秋，与东方之首寅位相对，为对化。

卯酉化阳明燥金。酉位于正西方，月建为八月仲秋，金旺于秋，而西方正是金之本位，故燥金生于酉，为正化。卯位于正东方，月建为二月仲春，与西方的酉位正相对，为对化。

辰戌化太阳寒水。戌位于西北方，月建为九月季秋，金旺于秋，金能生水，故水生于戌，为正化。辰位于东南方，月建为三月季春，与西北方的戌位相对，为对化。

巳亥化厥阴风木。亥位于北方之首，月建为十月孟冬，水旺于冬，而水能生木，故木生于亥，为正化。巳位于南方之首，月建为四月孟夏，与北方的亥位相对，为对化。

十二地支正化、对化如下图所示。

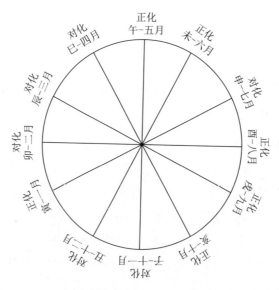

十二地支正化、对化图

正化年天气实，司天之气作用强；对化年天气虚，司天之气作用相对较弱。如 2020 庚子年为对化年（子午化少阴君火，子为对化），全年各种火热症状表现不是太剧烈，而口干舌燥、乏力等金燥伐木之象较明显。

地支纪气的歌诀：

子午少阴化君火，丑未太阴湿土垢。

寅申少阳化相火，卯酉阳明燥金收。

辰戌太阳化寒水，巳亥厥阴风木柔。

（五）十二地支对应的十二生肖

十二地支与十二生肖的对应如下：

子	丑	寅	卯	辰	巳	午	未	申	酉	戌	亥
鼠	牛	虎	兔	龙	蛇	马	羊	猴	鸡	狗	猪

（六）十二地支对应的月、节、时

十二地支以子为始，应于农历十一月，丑为十二月，寅为正月，卯为二月，辰为三月，巳为四月，午为五月，未为六月，申为七月，酉为八月，戌为九月，亥为十月（见十二地支正化、对化图）。正月建寅是从夏代开始确定的，也被后人公认，一直沿用至今，所以农历也称为夏历。

一年二十四节气，分为 12 个节气和 12 个中气，每月含 1 个节气和 1 个中气。冬至、大寒、雨水、春分、谷雨、小满、夏至、大暑、处暑、秋分、霜降、小雪为中气，其余为节气。十二地支对应的是 12 个中气。如下图所示。

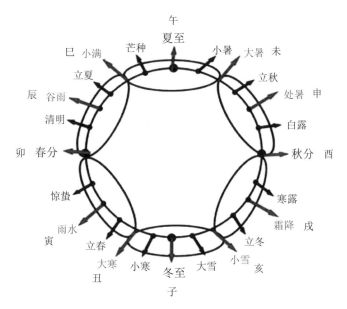

十二地支与节气的关系图

一天 24 小时，分 12 个时辰，与十二地支相配，2 小时为一个时辰，如子时为 23 点~凌晨 1 点，丑时为 1~3 点，寅时为 3~5 点，卯时为 5~7 点，辰时为 7~9 点，巳时为 9~11 点，午时为 11~13 点，未时为 13~15 点，申时为 15~17 点，酉时为 17~19 点，戌时为 19~21 点，亥时为 21~23 点。如下图所示。

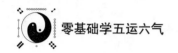

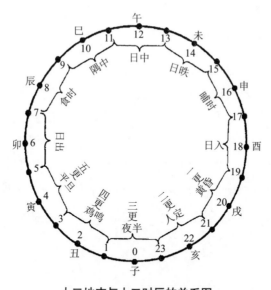

十二地支与十二时辰的关系图

三、天干与地支的关系

（一）干支纪年

干支纪年是中国历法上一直使用的纪年方法。干支是天干和地支的总称，干支纪年需天干和地支相搭配，即每一年由一个天干和一个地支搭配，阳干配阳支，阴干配阴支（如 2020 庚子年，庚为阳干，子为阳支）。天干10 个符号排 6 轮与地支 12 个符号排 5 轮形成 60 干支年，因以甲子开头，又称"六十甲子"，干支全部排序一轮后又从甲子开始，周而复始，即民间所说的"六十年转甲子"。如下表所示。

六十甲子表

甲子	乙丑	丙寅	丁卯	戊辰	己巳	庚午	辛未	壬申	癸酉
甲戌	乙亥	丙子	丁丑	戊寅	己卯	庚辰	辛巳	壬午	癸未
甲申	乙酉	丙戌	丁亥	戊子	己丑	庚寅	辛卯	壬辰	癸巳
甲午	乙未	丙申	丁酉	戊戌	己亥	庚子	辛丑	壬寅	癸卯
甲辰	乙巳	丙午	丁未	戊申	己酉	庚戌	辛亥	壬子	癸丑
甲寅	乙卯	丙辰	丁巳	戊午	己未	庚申	辛酉	壬戌	癸亥

为什么干支纪年从甲子开始呢？《素问·六微旨大论篇》曰："天气始于甲，地气始于子，子甲相合，命曰岁立，谨候其时，气可与期。"天干之气从甲开始，地支之气从子开始，天干和地支相互配合，用甲子来确立岁气，称为岁立。

（二）干支关系

十天干化五运，木、火、土、金、水五行合应五时，是动态的时间节律。十二地支化六气，六气是阴阳的六种气化运动，化生万物，万之大不可胜数，用五行作为代表符号。干支结合表示阴阳五行的运气变化，阴阳五行是自然界一切事物运动发展的根本规律。《素问·天元纪大论篇》曰："天有五行御五位，以生寒暑燥湿风……在天为气，在地成形，形气相感而化生万物矣。"

（三）干支年的计算方法

1.常规方法

公元纪年与干支纪年不是等同的，双方起算的年代不同。西方的公元4年相当于干支甲子年，所以现在用公元纪年计算干支年时要减去3。

天干算法：用公元纪年数减3，除以10（不管商数）所得余数，就是天干所对应的位数。

地支算法：用公元纪年数减3，除以12（不管商数）所得余数，就是地支所对应的位数。

如下表所示。

天干余数对应表

余数	1	2	3	4	5	6	7	8	9	0
天干	甲	乙	丙	丁	戊	己	庚	辛	壬	癸

地支余数对应表

余数	1	2	3	4	5	6	7	8	9	10	11	0
地支	子	丑	寅	卯	辰	巳	午	未	申	酉	戌	亥

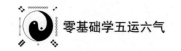

以 2020 年为例，

天干算法：2020-3=2017，2017/10=201 余 7，7 对应天干第 7 位是庚，即天干为庚。

地支算法：2020-3=2017，2017/12=168 余 1，1 对应地支第 1 位是子，即地支为子。

公元 2020 年用天干地支纪年为庚子年。

2. 简易方法

天干算法：十天干对应于 10 个数字，按照甲 -4 算起，分别为乙 -5，丙 -6，丁 -7，戊 -8，己 -9，庚 -0，辛 -1，壬 -2，癸 -3，看干支年最后一位数字即可，如 2020 年最后一位数是 0，则天干是庚。

4	5	6	7	8	9	0	1	2	3
甲	乙	丙	丁	戊	己	庚	辛	壬	癸

地支算法：若知道对方生肖，与十二地支相对，即可得出对方出生年的地支。如 2020 年出生的人，该年天干是庚，若知道对方生肖属鼠，那么该年对应的地支就是子，则 2020 年的干支年是庚子年。

四、五运

关于五运，上面多有涉及，下面进行详细阐述。五运即五行，运和行都是运动变化的意思，六气化生万物，万物不可胜数，古人执简驭繁，以象统物，根据事物运动变化过程中显示出来的生、长、化、收、藏五个时段的基本象态，创造了以木、火、土、金、水为代表符号的"五行"说。

《史记》载："黄帝考定星历，建立五行。"五运反映的是时间的律动，具有周期性。比如说，春天入夜以后，北斗七星的斗柄指向东方，东风频吹，气候转温，大地复苏，万象更新，草木开始发芽、长出新叶，呈现一片青绿之色，自然界充满了生机。把春天、东方、温风、青色、生机等联系在一起，用"木"作为代表符号，代表春生之气这一类自然气息。随着时间的推移，阳气不断增长，春天的风木之象过后就是夏天的火热之象。木、火、土、金、水五运接序，循环往复。

五运均有太过、不及和平气之分，并分别有相应的称谓，如下表所示。

五运运气强弱称谓表

五运	太过	不及	平气
木运	发生	委和	敷和
火运	赫曦	伏明	升明
土运	敦阜	卑监	备化
金运	坚成	从革	审平
水运	流衍	涸流	静顺

五运的主要内容有岁运、主运。

（一）岁运

岁运通主一年的运气，其影响力最大，故又名"大运"。每岁一运，按相生顺序轮流统岁。如2020庚子年岁运是金运，金生水，那么2021辛丑年岁运是水运。

岁运又称"中运"。运气居天地之间，气交之分，天地之气的升降运动必先反映于居中运气的变化。《素问·六元正纪大论篇》云："天气不足，地气随之；地气不足，天气从之。运居其中，而常先也。"

1. 岁运的太过不及

《素问·六元正纪大论篇》云："运太过则其至先，运不及则其至后，此候之常也。"岁运的太过不及取决于所属天干年的阴阳属性。

（1）岁运太过：主岁的运气有余。阳干主岁有余，为岁运太过。

甲（土）、丙（水）、戊（火）、庚（金）、壬（木）是阳干，甲、丙、戊、庚、壬年为岁运太过年，如2020庚子年岁运为金运太过。

（2）岁运不及：主岁的运气不足。阴干主岁不足，为岁运不及。

乙（金）、丁（木）、己（土）、辛（水）、癸（火）是阴干，乙、丁、己、辛、癸年为岁运不及年。2019己亥年岁运为土运不及。

2. 岁运的推算

"先立其年，以明其气。"

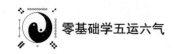

①先求当年的年干；②根据"天干化运"的原则得出岁运的五行属性；③据天干的阴阳属性，推求其岁运的太过或不及。

譬如：2020年为庚子年，年干为庚，岁运为金运，庚为阳干，故为金运太过。

3. 岁运的交接时间

岁运的交接在大寒日，具体交接时间受岁运太过、不及的影响。太过之年，多在大寒节前十三日交运；不及之年，多在大寒节后十三日交运。如2020庚子年1月20日为大寒节气，应为气交之时，但因庚为岁金太过之年，故提前十三日交运，即在1月7日交运；而2021辛丑年，辛为岁水不及之年，交运会延后，根据实际观察到的各种象态，确实未及时交运，辛丑年初仍表现为庚子年的金燥火烈之象。当然，在异常情况下，也会出现太过之年延后交运，不及之年提前交运的情况，此之谓"不以数推，以象之谓也"。

4. 五音建运

古人是用五音建运的，角、徵、宫、商、羽代表木、火、土、金、水五运，根据五音的太少推定五运的太过或不及，称为五音建运。五音分属五行，则角为木音，徵为火音，宫为土音，商为金音，羽为水音。《素问·阴阳应象大论篇》曰："在地为木……在音为角……在地为火……在音为徵……在地为土……在音为宫……在地为金……在音为商……在地为水……在音为羽。"以角音属木，建于木运；徵音属火，建于火运；宫音属土，建于土运；商音属金，建于金运；羽音属水，建于水运。

阳干属于太，阴干属于少，太少相生为五步推运的理论基础。五运的太过和不及用五音的太少表示。如甲年土运太过，则建运为太宫；乙年金运不及，则建运为少商。详见下表。

五音建运表

天干	甲	乙	丙	丁	戊	己	庚	辛	壬	癸
五运	土	金	水	木	火	土	金	水	木	火
太少	太	少	太	少	太	少	太	少	太	少
五音	宫	商	羽	角	徵	宫	商	羽	角	徵

（二）主运

1. 主运的规律

主运在每年的不同时段发生正常的运气变化，一年分为五步，每步73.05刻，从大寒节交运时刻始，木运起于大寒日，火运起于春分后十三日，土运起于芒种后十日，金运起于处暑后七日，水运起于立冬后四日。五运变化规律为始于木运，终于水运，以木、火、土、金、水的五行相生顺序为序，年年如此，固定不变。根据岁运的太过或不及，按照五音建运，太少相生排序。如下表所示。

主运五步分运表

初运 → 二运 → 三运 → 四运 → 五运
木运 → 火运 → 土运 → 金运 → 水运
角　　徵　　宫　　商　　羽

主运五步也是要考虑的运气影响因子，如2021辛丑岁进入四运以来，临床中多见目干、乏力等木气不足之象，龙砂同仁也曾因此时应用大、小补肝汤的概率增加，以及遇到类似病证针刺厥阴取效神速，分析可能与主运太商有关。

2. 主运的推算

①先确定本年的岁运及太过或不及；②用五音建运表示；③确定与该年五步中五行属性相同的某一运；④按照太少相生顺序排序。如下表所示。

主运推算表

干支年	岁运	太过或不及	主运				
			初运	二运	三运	四运	五运
			木	火	土	金	水
			角	徵	宫	商	羽
2020 庚子年	金运	太过	少角	太徵	少宫	太商	少羽
2015 乙未年	金运	不及	太角	少徵	太宫	少商	太羽

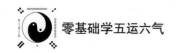

五运的内容总结：岁运统管全年，是五运的基础；主运反映每年正常的运气变化，年年相同。一般影响疾病发生的最重要因素是每年岁运的变化，但主运也是运气变化的影响因素。

五、六气

六气是自然界的六种气化运动状态，源于阴阳变化。阴阳各有开、阖、枢三种状态，故有三阴三阳六气。笔者认为，要从时空一体观动态地观察阴阳盛衰的变化，来理解六气的概念。

（一）六气的产生

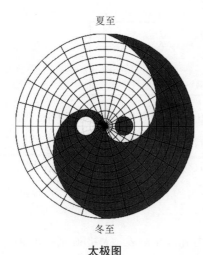

夏至

冬至

太极图

古人观察日影和昼夜渐变，结合自然气息的变化规律，通过圭表影长等的测量结果，最终形成了太极图，太极图是宇宙间万事万物动态节律变化的基本图式。太极生两仪，两仪是阴阳，太极图表示了自然界的阴阳气具有盛衰变化的节律运动，代表了周期变化的两种象态。由小到大、由衰到盛的象称为"阳"，由大到小、由盛到衰的象称为"阴"，如冬至到夏至的上半年为阳，夏至到冬至的下半年为阴。如左图所示。

古人把天地间阴阳的盛衰变化理解为一种"橐"的运动，老子《道德经》曰："天地之间，其犹橐籥乎？"橐运动一开一阖，其间有个转枢，出现开、阖、枢三种状态。《素问·阴阳离合论篇》曰："圣人南面而立，前曰广明，后曰太冲；太冲之地，名曰少阴；少阴之上，名曰太阳；……广明之下，名曰太阴；太阴之前，名曰阳明；……厥阴之表，名曰少阳。……是故三阳之离合也，太阳为开，阳明为阖，少阳为枢；……三阴之离合也，太阴为开，厥阴为阖，少阴为枢。"

开阖枢运动化生万物，《素问·六节藏象论篇》曰："三而成天，三而成地，三而成人。"故曰"三生万物"，这里的三不是指天、地、人，而是指开、阖、枢三种运动状态。阴阳各有开阖枢，故有六种状态，也就是六气。六气分别是厥阴风木、少阴君火、太阴湿土、少阳相火、阳明燥金、太阳寒水。

如下图所示。

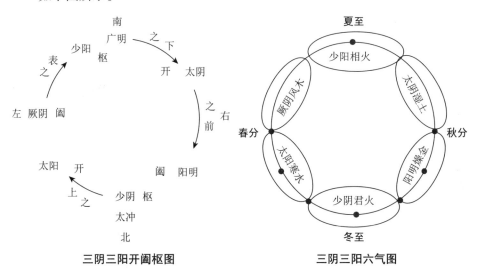

三阴三阳开阖枢图　　　　　　三阴三阳六气图

（二）顾氏三阴三阳开阖枢理论

顾植山老师临证善于运用运气学说的开阖枢理论阐述病机，认为自然界及人体之阴阳气化运动，终不离开阖枢。枢者，枢机、枢要也，枢主上下、内外之间，舍枢不能开阖。顾老师认为，自然界的阴阳不是静态的比对。教科书讲"上为阳，下为阴，外为阳，内为阴"，这是一种静态的、空间的比对，而太极阴阳是一种具有盛衰变化周期的节律运动。古人将自然界阴阳气的盛衰变化理解为一种周期性的运动，一开一合，一阴一阳，是一个离合运动，又叫作开阖、捭阖。阴阳离合是太极动态变化的结果。

三阳之开、阖、枢中，为什么太

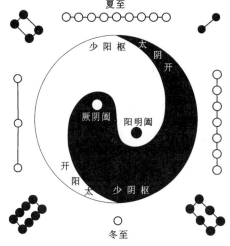

顾氏三阴三阳太极时相图（一）

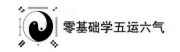

阳为开，少阳为枢，阳明为阖？从上面图中可以看到，太阳在东北方，冬至过后，正是阳气渐升之时，故为阳之"开"；阳明在西北方，阳气渐收，藏合于阴，故为阳之"阖"；少阳在东南方，到夏至时阳气盛极而阴始生，阴阳转枢于此，故为阳之"枢"。三阴之开、阖、枢同理：太阴在西南方，夏至以后，阴气渐长，故为阴之"开"；厥阴居东向南，阴气渐消，并合于阳，故为阴之"阖"；少阴在正北方，冬至阴极而一阳生，故为阴之"枢"。

太阳主阳之开，太阴为阴之开，二者为双开，完成阴阳的顺接。厥阴主升，阳明主降，二者为双阖，完成气机的升降功能。少阴、少阳为全身气化运动的枢纽，少阳失却转枢之责，则气机升降失调，少阴转枢失责，则出入失常，阴阳气不相顺接，故而治病重视少阳、少阴之枢也不言而喻。三阴三阳开阖枢共同完成阴阳的动态节律性气化运动，否则气化失常，百病始生，正如《素问·六微旨大论篇》所言"出入废则神机化灭，升降息则气立孤危"。

笔者一开始对六气的概念理解不全面，后来通过对顾氏三阴三阳开阖枢理论的不断学习，逐渐对六种气化状态有了动态认知：太阴为阴之开，与阳明互为表里，协同完成气机下降的过程；厥阴主升，阳明主降，协调完成气机的升降功能，若阳明降之不利，除考虑本气功能失调外，还可从太阴、厥阴论治。开阖枢运动产生三阴三阳六气，六气主要反映自然界的运动变化规律，调整气机的升降出入运动。

（三）六气的主要内容

六气按时而来为正常之气，反之，若该来未能按时而来，或不该来提前到来，或来了而不及时退去均为非时之气，也是邪气，邪气为害就会影响人体健康而产生疾病。《素问·六微旨大论篇》曰："至而至者和，至而不至，来气不及也；未至而至，来气有余也……应则顺，否则逆，逆则变生，变生则病。"

六气主要指主气、客气；客气又包括司天、在泉、左右间气。

1. 主气

（1）主气的定义。

一年分为六气，四个节气为一气，反映此时段的运气特点，六十甲子年每年固定不变，故称为主气，因其年年如此，恒居不变，静而守位，所以又称为地气。

（2）主气的排序。

六步主气从大寒开始，按照大分小、大分小的规律排序，分述如下：

大寒开始至春分为初之气，由厥阴风木所主；

春分开始至小满为二之气，由少阴君火所主；

小满开始至大暑为三之气，由少阳相火所主；

大暑开始至秋分为四之气，由太阴湿土所主；

秋分开始至小雪为五之气，由阳明燥金所主；

小雪开始至大寒为终之气，由太阳寒水所主。

每年主气的排序不变，固定按照木火土金水相生的顺序排列，每一气常规下的运气特点是比较固定的，如初之气为厥阴风木所主，木生火，火有君相之分，先君后相，二之气为少阴君火，三之气为少阳相火，火生土，四之气为太阴湿土，土生金，五之气为阳明燥金，金生水，六之气为太阳寒水，完成五行相生之序。

2. 客气

（1）客气的定义。

客气指在天的三阴三阳之气，因其客居不定，与主气之固定不变有别，所以称为客气。客气包含司天、在泉和左右间气。

（2）客气的排序。

客气和主气一样，均有六气。司天、在泉、左右间气是值年客气在这一年中主事的统称，客气的变化最能体现临床中的运气变化特点。

客气按照三阴三阳接序：厥阴风木→少阴君火→太阴湿土→少阳相火→阳明燥金→太阳寒水。厥阴为一阴，少阴为二阴，太阴为三阴；少阳为一阳，阳明为二阳，太阳为三阳。

（3）司天、在泉、左右间气。

如何才能确定全年的运气特点和时下的客气特点呢？那就要掌握司天之气、在泉之气和左右间气。

司天之气：统管全年，主司上半年的客气，位于正南主气的三之气上，

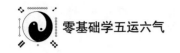

对下半年客气也有一定影响。

在泉之气：主管下半年的客气，位于正北主气的终之气上。对上半年客气也有一定影响。

左右间气：在司天之气和在泉之气左右的气（初之气、二之气、四之气和五之气）。

司天左右间气的确立：

面北而定左右。司天的左间位于客气的四之气上，右间位于客气的二之气上。如阳明燥金司天，其左间之气是客气的四之气太阳寒水。

在泉左右间气的确立：

面南而定左右。在泉的左间位于客气的初之气上，右间位于客气的五之气上。如少阴君火在泉，其左间之气是客气的初之气太阴湿土。

左右间气是随着司天、在泉之气的转移而转移的，按照三阴三阳的顺序排列，并包含着阴阳升降之理。阳升则阴降，阴升则阳降。

司天与在泉阴阳相配，一阴配一阳，二阴配二阳，三阴配三阳，即厥阴风木配少阳相火，少阴君火配阳明燥金，太阴湿土配太阳寒水。

司天之气在上，不断地右转，自上而右，以降于地；在泉之气在下，不断地左转，自下而左，以升于天。

如子午年客气的排序：司天之气少阴君火，位于客气三之气，其左间是四之气太阴湿土，右间是二之气厥阴风木；在泉之气阳明燥金，其左间是初之气太阳寒水，右间是五之气少阳相火。详见左图和下表。

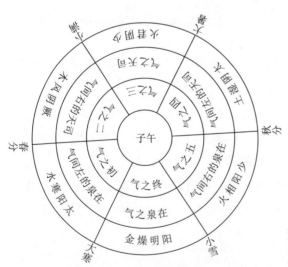

子午年司天在泉左右间气图

子午年司天在泉左右间气表

六气	初之气	二之气	三之气	四之气	五之气	终之气
主气	厥阴风木	少阴君火	少阳相火	太阴湿土	阳明燥金	太阳寒水
客气	太阳寒水	厥阴风木	少阴君火	太阴湿土	少阳相火	阳明燥金
	在泉左间	司天右间	司天	司天左间	在泉右间	在泉

（4）推算干支年的司天在泉和左右间气。

以 2020 庚子年为例。

第一步，司天之气。按照地支纪气规律，子午化少阴君火，确定岁气即是司天之气，为少阴君火。

第二步，在泉之气。按照三阴三阳（厥阴→少阴→太阴→少阳→阳明→太阳）阴阳相配的排序规律，司天之气是少阴君火，故在泉之气是阳明燥金。

第三步，左右间气。按照三阴三阳顺序逐次推算（见地支纪气手图）：少阴君火为司天之气，位于三之气；二之气为司天的右间气，是厥阴风木；初之气为在泉的左间气，是太阳寒水；四之气为司天的左间气，是太阴湿土；五之气为在泉的右间气，是少阳相火；终之气即在泉之气，为阳明燥金。

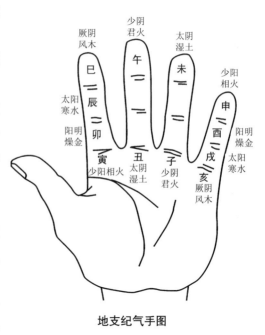

地支纪气手图

一年分为六气，从大寒（1 月 20 日左右）开始，按照二十四节气划分，每 4 个节气为一气，主气年年不变，客气随运而变，知道主客气的规律，就可以根据某时段的气化特点指导临床应用。如 2020 庚子年 10 月处于五之气，客气少阳相火，主气阳明燥金，此时运气特点为少阳相火加临阳明燥

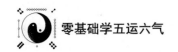

金，《素问·六元正纪大论篇》述："凡此少阴司天之政……五之气，畏火临，暑反至，阳乃化，万物乃生乃长荣，民乃康，其病温。"此时段门诊病人多见疱疹、干咳、口疮、皮肤瘙痒、小便热等症状，符合时下的运气病机少阳郁热兼有燥象，可考虑应用少阳剂，合理地辨时观象、握机用药，临证时达到事半功倍之效。

（5）客气的异常变化。

客气的司天、在泉、左右间气六年一循环，年年有转移，这是客气的一般规律。但亦有运气反常不按一定规律转移的，出现客气的异常，即所谓"不迁正""不退位""升之不前""降之不下""刚柔失守"。

"不迁正"，是应值的司天之气不及，不能按时主值。

"不退位"，是已应值的司天之气太过，应退去却留而不去。

"升之不前"，是指在泉的右间气（五之气）受到所不胜之气的抵制而不能上升为司天的左间气（四之气）。

"降之不下"是指司天的右间气（二之气）受到所不胜之气的压制不能及时下降为在泉的左间气（初之气）。

"刚柔失守"是指司天之气、在泉之气不能及时退位或迁正，司天之气与在泉之气失去配合。

在不迁正、不退位的情况下，左右间气也当升不升，应降不降，从而会导致整个客气规律失序，变乱丛生。《素问·本病论篇》述："谓其上下升降，迁正退位，各有经论，上下各有不前，故名失守也。"

如2017丁酉年司天之气阳明燥金，在泉之气少阴君火，金燥火烈，入冬后至2018戊戌年初气温仍偏于燥热，阴津内亏，冬行春令，当时流感盛行，在顾老师的正确指导下，全国各地的龙砂弟子多用朱肱《活人书》中的葳蕤汤治疗流感，大多半剂药即可退热。阳明燥金之气不能及时退位，导致司天左间气太阳寒水不迁正，不能及时在气交之时到位。戊戌年，金气仍过盛，木气受抑，厥阴风木应该上升为戊戌年太阳寒水司天的左间气，却因受到金气的抵制而升之不前，也使太阳寒水不能及时迁正，如下图。

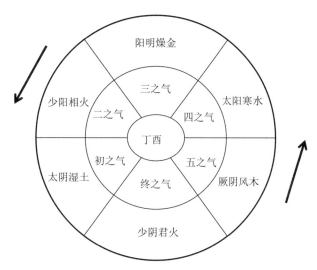

2017 丁酉年司天在泉左右间气图

客气的异常与否要以观察到的象为主，"见乃谓之象也"。《素问·六节藏象论篇》云："未至而至，此谓太过，则薄所不胜，而乘所胜也，命曰气淫……"总之，运气有常有变，"时有常位而气无必也""非其位则邪，当其位则正"。运气分析时，需全面灵活，知常达变。

3. 客主加临

将变化的六步客气分别加临在固定的主气上，产生与主气相生、相克、同气等不同情况，推测运气特点及疾病变化，称客主加临。

其法为司天之气加临于主气的三之气上，在泉之气加临于主气的终之气上，其余四气逐次加临于主气。如客主两气相生，或客主同气，便为相得；如客主之气相克便为不相得，而又以主气克客气者为病重，客气克主气者为病轻。"上下相遘，寒暑相临，气相得则和，不相得则病。"——《素问·五运行大论篇》。

相得：主客之气相生或同气，为相得。相得则运气正常，不易生病。

不相得：主客之气相克，为不相得。不相得则运气反常，易于生病。

逆从："主胜逆，客胜从。"——《素问·至真要大论篇》。客气胜主气，或客气君火加临于主气相火，为从，从则少病；主气胜客气，或客气相火加临于主气君火，为逆，逆则多病。

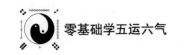

如2019己亥年终之气，主气太阳寒水，客气少阳相火，水克火，主气克客气是不相得，为逆。2019己亥年末，门诊中季节性流感样疾病多发，当时应用柴胡剂疗效显著。

4. 胜复之气

胜复，是指五运六气在一年之中的相胜相制、先胜后复的相互关系，是在五行相克的基础上，结合运气的特点而产生的一种调节机制。胜，指胜气，偏胜之气。复，指报复之气。一般情况下，有胜气就会有复气，如热气偏盛，当有寒气以复之。气之胜复有其内在规律，当胜复异常时，就会产生疾病。

胜复的一般规律是，本气偏胜，所胜之气受邪，所不胜之气来复；本气不及，所不胜乘之，所胜反侮，不及之子来复。如戊戌年火运太过，火克金，所胜之气金气受邪，水克火，所不胜之气水气来复。岁运太过之年除了考虑本气偏盛之外，还要考虑它之所胜和所不胜之气，因此戊戌年除了考虑火气偏盛之外，还要注意燥、寒因素。凡先有胜，亢而为害，后有所复，以制其胜，即"亢则害，承乃制"。

胜复之气并非每年都有，有的说法认为，正化年胜而无复，对化年胜而有复。六气的胜复之气要根据实际的运气特点而定，如戊戌年司天之气太阳寒水，终之气主气为太阳寒水，客气为太阴湿土，水胜则火气受邪，土气来复，土能克水，以制寒水过剩，2018戊戌年末多见身体酸痛、纳差、舌体偏胖、苔厚腻等寒湿之象，治从太阴，当时顾老师推荐用王好古《阴证略例》中的神术散治疗流感及临床其他方面的疾病，发挥神效。下面是淄博市市级机关医院冷雪琴运用神术散加味治疗高热不退案。

张某，男，8岁。2018年12月29日就诊。

主诉：高热4天。患儿4天前出现发热，最高达40℃，经输液治疗，体温曾降至37℃，后来又升至40℃，未再下降。来诊时见，体温40℃，无汗，咽痛，头痛，口干口苦，咳嗽无痰，纳少，大便三日一行，舌红苔黄厚偏腻，右寸脉弱，余脉浮数。

处方：炒苍术10克，西防风10克，生姜6克，生甘草6克，北柴胡18克，黄芩10克，生麻黄5克，白芷12克。颗粒剂，2剂，每日1剂，分4

次冲服，并嘱患儿停止输液。

患儿服药 1 次即有汗出，体温下降，1 剂药服完后，体温降至 37.4℃，已不头痛，咽痛减轻，第二天体温降至 36.7℃，未再反复。

按：时恰逢戊戌年六之气，太阴湿土加临太阳寒水，输液后更加重寒湿，故体温不降。神术散外散寒邪，内除湿滞，正适合当时运气时机。患儿高热无汗，故加麻黄增强发汗之功；口苦、大便不通，加入少阳经的北柴胡、黄芩和阳明经的白芷以清少阳、阳明之热，兼治诸症。切中病机，故起效迅速。

（四）标本中气

《素问·天元纪大论篇》述："厥阴之上，风气主之；少阴之上，热气主之；太阴之上，湿气主之；少阳之上，相火主之；阳明之上，燥气主之；太阳之上，寒气主之。所谓本也，是谓六元。"六气的命名源于三阴三阳的动态时空变化规律，三阴三阳为气之标，风寒暑湿燥火为气之本。如太阳寒水，处于东北方位，按照气候特点是偏寒凉的，为气之本，冬至过后，阳气渐生，初生的阳称为"太阳"，为气之标，故称为太阳寒水。

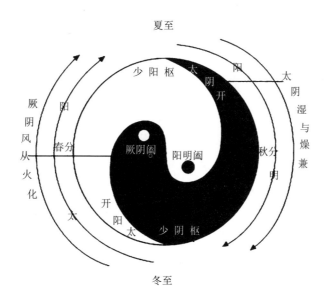

顾氏三阴三阳太极时相图（二）

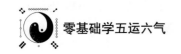

六气在天之气有其自身的循行规律（三阴三阳），由于标本中气的不同，表现出不同的运气变化。

太阳寒水：寒水起于北方，为本；太阳位在南方，为标。太阳寒水为标本异气。

少阴君火：君火起于南方，为本；少阴位在北方，为标。少阴君火为标本异气。

太阳、少阴可从标，也可从本，故太阳病既可见寒证，又可见热证；少阴病也有寒化和热化之别。如2020庚子年三之气，少阴君火加临少阳相火，两火叠加，根据实际的气象观测却可见多地气温下降，汛期延长，从病象上可见多数病人出现半夜冷等寒象，这是少阴寒化的表现。

少阳相火位在南方，应火象，太阴湿土位在西南，应湿土之象，故少阳、太阴标本同气。少阳属性为火热，太阴属性为寒湿，从本也。

厥阴风木：风木起于东方，厥阴之中见少阳相火，故厥阴风木易风从火化。

阳明燥金：燥金起于西方，阳明之中见太阴湿土，故阳明燥金易燥与湿兼。

厥阴、阳明既不从标，也不从本，从乎中。阳明和厥阴的从化其实还体现了阳气升降关系：厥阴为"两阴交尽"，阳气生发，从少阳主升；阳明为"两阳合明"，阳气潜藏，从太阴主降。

六气标本中气的从化规律为"少阳太阴从本，少阴太阳从本从标，阳明厥阴不从标本从乎中也。故从本者化生于本，从标本者有标本之化，从中者以中气为化也"——《素问·至真要大论篇》。

太阳、少阴——从标从本，少阳、太阴——从乎本；厥阴、阳明——从乎中。

三阴三阳构成表里相合的三对，每一对之间又互为中气，这也是六经的配属关系。《素问·六微旨大论篇》说："少阳之上，火气治之，中见厥阴；阳明之上，燥气治之，中见太阴；太阳之上，寒气治之，中见少阴；厥阴之上，风气治之，中见少阳；少阴之上，热气治之，中见太阳；太阴之上，湿气治之，中见阳明。所谓本也，本之下，中之见也，见之下，气之标也。"

太阳与少阴同居北方，均含一水寒气，寒热二气合化成太阳、少阴，互为表里，"实则太阳，虚则少阴"，体现了水火既济、寒热相调的制约关系。

少阳与厥阴同居东方，均含三木风气，风火二气合化成少阳、厥阴，互为表里，"实则少阳，虚则厥阴"，体现了风从火化的运化关系。

阳明与太阴同居西方，均含四金燥气，燥湿二气合化成阳明、太阴，互为表里，"实则阳明，虚则太阴"，体现了燥湿相济的运化关系。

六气有标、本、中气的不同，故反映出来的疾病症状和脉象也不一样，如下表所示。

六气标本中气表

本	风木	君火	湿土	相火	燥金	寒水
中	少阳	太阳	阳明	厥阴	太阴	少阴
标	厥阴	少阴	太阴	少阳	阳明	太阳

六气的内容偏多，初学者可以先掌握其主要内容，知晓司天、在泉及左右间气，然后结合运气变化，根据三阴三阳开阖枢理论，了解气机的升降出入运动变化特点，以指导临床。《素问·至真要大论篇》曰："时有常位，而气无必也。"五运六气有常有变，五运有太过不及，六气有未至而至，有至而未至，有至而太过、不及之变，疾病的发生与五运六气的变化密切相关，所谓"当其位则正，非其位则邪"，要灵活分析，知常达变，审时辨象握机，用方宜灵活，不拘泥于三因司天方，应随机而变。

六、气运同化

一年运气变化的特点，除考虑五运六气各自的特点外，还必须把五运六气联系起来加以考虑。从五运六气角度来讲，运和气有盛衰异化之分，可根据五行的生克关系来测定每年运气变化的主次。一般认为，运生气或运克气叫作运盛气衰，当年的运气以运为主，以气为次；与此相反的气生运或气克运叫作气盛运衰，当年的运气以气为主，以运为次。运生气为小逆，运克气为不和，气生运为顺化，气克运为天刑。顺化之年，变化较为平和；小逆及不和之年，变化较大；天刑之年变化较为剧烈。

运气结合，除了有气运异化，还有平气与气运同化两种情况。

1. 平气

五运中的大运有太过、不及之分。大运太过，遇司天之气克己者多为平气；大运不及，遇司天之气相同者也可以成为平气。运太过被抑，运不及得助，均可成为平气。常规认为平气年运气变化不大，回顾2020庚子年的运气特点，2020庚子年是否为平气年呢？2020庚子年，岁金太过，少阴君火司天，火克金，岁运太过被岁气所抑，应为平气年，而事实并非如此。2020庚子年的运气变化多端，而且暴发了新冠疫情。

2. 气运同化

所谓同化，是运与气性质相同而相遇时，往往会产生同一性质的运气变化。如木同风化，火同热化，土同湿化，金同燥化，水同寒化。

不能把同化认为是平气，相反，正因为其同化的纯一之气力强，须防其亢害为灾。

由于岁运有太过、不及，岁气有司天、在泉的不同，所以气运同化还有同天化、同地化的区别，而表现为天符、岁会、同天符、同岁会和太乙天符五种类型。

（1）天符：指岁运之气与司天之气五行属性相符合的同化关系，共有十二年。见左图。

土运之岁，上见太阴，即己丑、己未年，土湿同化。

火运之岁，上见少阳、少阴，即戊寅、戊申、戊子、戊午年，火与暑热同化。

金运之岁，上见阳明，即乙卯、乙酉年，金燥同化。

木运之岁，上见厥阴，即丁巳、丁亥年，木风同化。

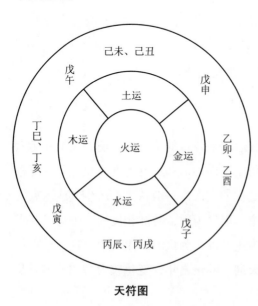

天符图

水运之岁，上见太阳，即丙辰、丙戌年，水寒同化。

（2）岁会：凡岁运之气与岁支的五行配属之气相同即为岁会年，共有八年。见右图。

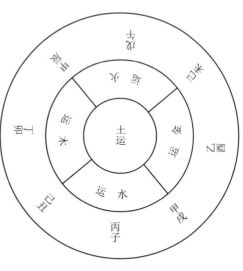

岁会图

丁卯年，丁岁木运，卯位于东方属木，故称"木运临卯"。

戊午年，戊为火运，午位于南方属火，故称"火运临午"。

甲辰、甲戌、己丑、己未四年，甲己为土运，辰戌丑未分别位于东南、西北、东北、西南方属土，故称"土运临四季"。

乙酉年，乙为金运，酉位于西方属金，故称"金运临酉"。

丙子年，丙为水运，子位于北方属水，故称"水运临子"。

（3）同天符：指岁运太过之气与客气在泉之气相合而同化的关系，共有六年。见右图。

甲辰、甲戌，岁土太宫，太阴湿土在泉，土湿同化；

庚子、庚午，岁金太商，阳明燥金在泉，金燥同化；

壬申、壬寅，岁木太角，厥阴风木在泉，风木同化。

（4）同岁会：指岁运不及之气与客气在泉之气相合而同化的关系，共有六年。见右图。

癸巳、癸亥、癸卯、癸酉为阴干火运不及之年，而客气在泉之气分别是少阳相火和少阴君火，属不

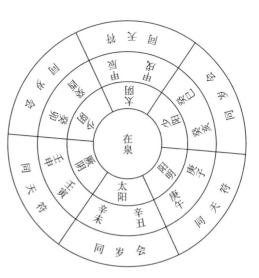

同天符、同岁会图

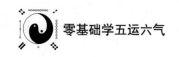

及之火与在泉之相火、君火相合而同化。

辛丑、辛未为阴干水运不及之年，其客气在泉之气是太阳寒水，属不及之水与在泉之寒水相合而同化。

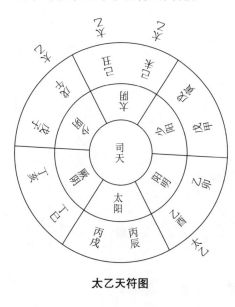

太乙天符图

（5）太乙天符：指既是天符，又是岁会的年份，即岁运之气与司天之气、岁支之气三气相合而主令，共有四年。见左图。

戊午、乙酉、己丑、己未，此四年属于太乙天符。

如戊午年既是"火运之岁，上见少阴"的天符年，又是"火运临午"的岁会年，故为"太乙天符"。

运气同化之年，往往表现为一气独胜，容易给生物和人体造成较大的危害。

七、六气化生万物

《素问·至真要大论篇》云："天地合气，六节分而万物化生矣。"六气化生万物。《左传》云："天有六气，降生五味，发为五色，徵为五声。"三阴三阳六种气化运动化生万物，万之大不可胜数，以象统物，共有五种象态，用五行为代表符号。

六气是把握自然界的动态变化规律，故六为天数；五行是六气化生万物后在地球上可见的物象的变化，故五是"地数"。《国语》云："天六地五，数之常也。"六五结合形成的五运六气理论是天人相应规律的最高级理论，《素问·五常政大论篇》曰："必先岁气，无伐天和。"明确当年的运气特点，才能协调人与自然的和谐关系，达到"天人合一"，治疗时才不违背天人相应的规律。

八、五运六气是中医学的核心理论

方药中先生讲"五运六气是中医基本理论的基础和渊源",中医学最重要的经典是《黄帝内经》,而五运六气学说渗透于《黄帝内经》的方方面面,其运气内容融合在医理的阐述中,其中《素问》的七篇大论和两个遗篇是运气学说的专论,对运气理论做了专题介绍。七篇大论分别为天元纪大论篇、五运行大论篇、六微旨大论篇、气交变大论篇、五常政大论篇、六元正纪大论篇、至真要大论篇;两个遗篇分别为刺法论篇、本病论篇。

五运六气是中医学的核心理论,运气学说与中医学的脏腑经络、寸口六脉、药物归经、子午流注、六经辨证等理论息息相关。笔者多次聆听顾植山老师的讲解,既感运气之奥秘,又叹其大道至简。通过学习五运六气,可以还原中医基本理论及阴阳五行自然科学模型的本来面目,现粗浅梳理相关基础知识如下。

(一)五运六气与五脏六腑

中医的"藏象"讲的是天地自然五行之象在人体的表现,《素问·六节藏象论篇》云:"各以气命其藏。"因为先有了五运六气的模式,天人相应,于是才有了五脏六腑。"善言天者,必应于人。"运气学说五运法地,六气法天,运五气六。脏为阴,故其数取五;腑为阳,故其数取六("五苦六辛"说亦缘于此)。木、火、土、金、水五行对应肝、心、脾、肺、肾五脏,代表了五脏之间的生克制化关系,体现其相互之间的运动变化规律,如木气不足,则金气乘之,火气来复,土气反侮。

(二)五运六气与经方

《汉书·艺文志》中经方的定义:"经方者,本草石之寒温,量疾病之浅深,假药味之滋,因气感之宜,辨五苦六辛,致水火之齐,以通闭解结,反之于平。"经方的应用与五运六气密切相关。《伤寒论》以三阴三阳为辨证纲领,六经的实质源于对三阴三阳的正确理解。开阖枢产生三阴三阳六气,三阴三阳表述的是自然界阴阳离合的六种状态,可以指导六经辨证,因此经方

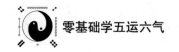

的使用与六气指导的六经辨证密切相关。顾老师撰写的一篇名为《从五运六气看六经辨证》的文章详细论述了运气与六经辨证的关系，他临证时也常常运用运气思维指导经方的应用，如小柴胡汤、柴胡桂枝干姜汤、大承气汤、小承气汤等。如《伤寒论》中桂枝汤的应用指征"太阳病，头痛发热，汗出恶风"，依据三阴三阳开阖枢理论，太阳为开，主阳气上升，如果出现发热恶寒，伴汗出、脉浮，为阳气升而无力，病在太阳，治从桂枝汤。按照六经病欲解时，若发病时间在上午，为太阳病欲解时，结合病证，从太阳考虑，亦可应用桂枝汤。

另外，按照五运六气周期律及大司天来分析，360年是一大运，60年是一大气。运是以五为周期的，360年为一个运的时间单位，五运就是5个360年即1800年，按照五运的周期，现在的年份减去1800年是公元200多年，而从张仲景所在的时代到现代恰恰是一个1800年的大周期，相当于现在又回到了张仲景所在的水运时代，所以扶阳派的复兴及《伤寒论》经方热也许与此有关。

（三）五运六气与十二经脉

十二经脉的循行与三阴三阳开阖枢运动有关。十二经脉的循行顺序为：手太阴肺经→手阳明大肠经→足阳明胃经→足太阴脾经→手少阴心经→手太阳小肠经→足太阳膀胱经→足少阴肾经→手厥阴心包经→手少阳三焦经→足少阳胆经→足厥阴肝经。肺与大肠相表里，胃与脾相表里，手足相连，手足太阴与手足阳明四经的循行体现了太阴与阳明相表里，主气的下降；心与小肠相表里，膀胱与肾相表里，手足少阴与手足太阳四经的循行体现了少阴和太阳相表里，主气的枢转，即由阴出阳，以及气的上升；心包与三焦相表里，胆与肝相表里，手足厥阴和手足少阳四经的循行体现了厥阴和少阳相表里，主气的上升和枢转，即由阳入阴。十二经脉循行与六气的升降出入运动密切相关，太阴开、阳明降共同完成气的下降；少阴主枢，由阴出阳；太阳开、厥阴升完成气的上升；少阳主枢，由阳入阴。十二经脉循行与六气的升降出入关系见下图。

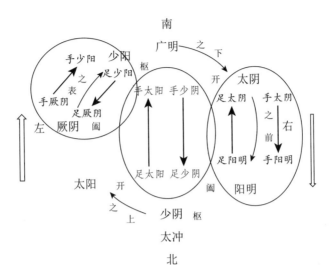

十二经脉循行与六气的升降出入关系图

（四）五运六气与寸口六脉

脉象是自然界气化运行的节律性周期在人体的反映。寸口六部脉的定位缘于五运六气的六步主气，如下图。

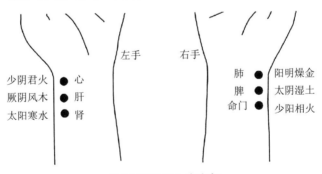

寸口六部脉与六步主气

中医重视脉诊，但脉象不能简单定义为病证的指标，脉象应病、应形、应天，是天（运气）、人（体质）、邪的综合反映。2017丁酉年立夏的第二天（5月6日），笔者跟随顾老师门诊，发现左脉浮弦的病人占门诊病人总数的35%，因为当时值二之气，少阳相火加临少阴君火，两火叠加，受初之气寒湿压制，郁而待发，病人多表现为目赤、头痛、烦躁等，故临证时应用了少阳相火司天的升明汤。天人相应，人易受运气变化的影响。如 2020 庚子年金运太过，阳明燥金在泉，又因 2017 丁酉年柔不符刚，"三年化疫"，有伏燥因素，故出现"木疠"，多因素综合均可体现金克木，肝木受戕，木气不足，所以多数病人表现为乏力头晕、晨起疲乏、多梦、恐惧等，左关脉不起，这是应用补肝剂的指征，顾老师推荐应用《辅行诀脏腑用药法要》（下文简称"《辅行诀》"）之补肝汤。《辅行诀》述曰"肝虚则恐，实则怒……小补肝汤治心中恐疑，时多恶梦，气上冲心，越汗出，头目眩晕者方：桂枝、干姜、五味子（各三两）、大枣（十二枚，去核，一方作薯蓣）。上四味，以水八升，煮取三升，温服一升，日三服。""大补肝汤治肝气虚，其人恐惧不安，气自少腹上冲咽，呃声不止，头目苦眩，不能坐起，汗出，心悸，干呕不能食，脉弱而结者方：桂心、干姜、五味子（各三两）、旋覆花、代赭石（烧，一方作牡丹皮）、竹叶（各一两）、大枣（十二枚，去核，一方作薯蓣），上七味，以水一斗，煮取四升，温服一升，日三、夜一服。"

（五）五运六气与药物归经

中药有四气五味，平时我们一般注重药物的药味，而忽略药物的升降浮沉、归经。物理学里有个概念叫"向量"，比如力是有大小、方向的。中药与此类似，大小就相当于药物的性质，而方向则意味着药物的走向，到达人体后怎么走，到哪里去，这就涉及升降浮沉和归经的问题。三阴三阳六气的气化运动形式为升降出入，从少阴到太阳为由阴出阳，从少阳到太阴为由阳入阴，厥阴主升，阳明主降。不同的药物走向不同，有的药往上升，有的药往下降，临床可根据病位、用药的方向选取。《素问·六节藏象论篇》曰："凡十一脏取决于胆也。"李东垣在《脾胃论·脾胃虚实传变论》中注释该句话曰："胆者，少阳春升之气，春气升则万化安，故胆气春升，则余脏从之……所以十一脏皆取决于胆也。""春气升则万化安"理论在李东垣临床遣方用药中得到了充分发挥，比如其所制订的众多补脾胃方剂（补中益气汤、升阳益胃汤、升阳举陷汤等），多在重用人参、黄芪等甘温补脾胃之品的基础上加入少量的升麻、柴胡等药入厥阴，厥阴与少阳相表里，这些药物味薄气清，具有发散上升的作用，可使脏腑具有生发之机，从而提高机体抵抗力。

（六）开阖枢理论与子午流注

我们平时所用的子午流注法，其实是开阖枢运动变化的时空节律。依据三阴三阳开阖枢理论，厥阴与阳明同为阖，太阴与太阳同为开，少阴与少阳同为枢。子午流注的手足三阳经是开阖枢三阳的对应点：手阳明大肠经和足阳明胃经在厥阴位，对应于阳明阖；手太阳小肠经和足太阳膀胱经在太阴位，对应于太阳开；手少阳三焦经和足少阳胆经在少阴位，对应于少阳枢。手厥阴心包经在阳明位，手少阴心经在少阳位，手太阴肺经在太阳位，故手三阴的位点是三阳的对应点；足厥阴肝经起于丑时，足少阴肾经起于酉时，足太阴脾经起于巳时，足三阴的位点是三阴的起点。如下图所示。

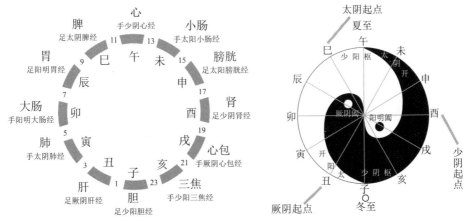

子午流注与开阖枢　　　　　　顾氏三阴三阳太极时相图（三）

（七）六气与六经、卫气营血辨证

中医学中将疾病分属三阴三阳（太阳、阳明、少阳，太阴、少阴、厥阴）进行辨证论治的方法，习称"六经辨证"。《素问·热论篇》首先将热病分作三阴三阳六个阶段；至东汉张仲景的《伤寒论》，以三阴三阳为辨证纲领，树立了中医辨证论治的光辉典范，对中医学的发展产生了极大影响。三阴三阳的开、阖、枢，决定了六经各自的属性和不同特点。三阴三阳需要用五运六气在不同时空方位阴阳气的状态来理解。太阳居东北寒水之位，时序属冬主寒，故配寒水；太阴居西南坤土之位，时序属长夏主湿，故配湿土；阳明居西北乾金之位，时序属秋主燥，故配燥金；厥阴居正东风木之位，时序属春主风，故配风木；少阳居东南巽风生火之位，时序属初夏主火，故配相火；少阴居正北太冲之地，时序属冬，虽属寒水，但与正南君火子午相应，故标寒而本火，故配君火。这样三阴三阳与六气的关系就明晰了。六经辨证的实质就是以六律、六气为标准的辨证法则，亦可称"六律辨证"或"六气辨证"。

《伤寒论》中"伤寒一日，太阳受之"，即指伤寒六经是从太阳开始。《素问·五运行大论篇》云："风寒在下，燥热在上，湿气在中，火游行其间。"寒邪在下，首要犯足经，寒邪是阴邪，先犯人体的阳气，初升的阳气是太阳，所以寒邪下受先犯足太阳膀胱经。叶天士的《温热论》提出："温邪上受，首先犯肺，逆传心包……入营犹可透热转气。"温邪上受，就要从上往下犯，上面的经是手经，温邪是阳邪，阳邪就要先犯阴气，初升的阴是太阴，手太阴是肺，所以温邪上受，先犯手太阴肺经，跟寒邪下受先犯足太阳膀胱经是一样的道理。为什么"逆传心包"？因为伤寒初期属于太阳病，按照开阖枢理论，应是太阳传少阳，少阳再传阳明，这才是正常的传变。《素问·热论篇》云"伤寒……二日，阳明受之……身热目疼而鼻干"，而伤寒两日就突然出现阳明症状，一定是病比较急，《伤寒论》上没有用"逆传"两个字，叶天士把它理解成逆传，所以认为从太阳直接进入阳明是逆传，温病要逆传的话，按照开阖枢图，应该是从手太阴到手厥阴，手厥阴是心包，所以逆传心包。温邪逆传心包，那么寒邪就是逆传阳明胃，两种辨证讲的是同一个原理。顾老师曾指出，刘渡舟老先生应用柴胡桂枝干姜汤治疗少阳病兼见太阴病者，认为"阴证机转"用之最佳，其用意是少阳病未愈即将转入太阴病时，多从太阴转回少阳，此时借助阳的力量易使病解，叶天士深知"阴证机转"的内涵，故治疗温病时采用"入营犹可透热转气"的方法。六经辨证和卫气营血辨证的理论基础都是三阴三阳开阖枢，用三阴三阳模式可以把两者统一起来。不懂得三阴三阳六气，就不懂得卫气营血辨证与六经辨证的关系。卫气营血与六经的关系见下图。

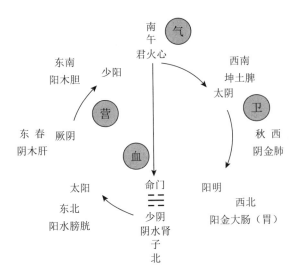

卫气营血与六经的关系示意图

（八）六经病欲解时

顾老师从三阴三阳开阖枢理论的角度，对六经病"欲解时"进行了新的解读，并用于临床，效如桴鼓。欲解时实为相关时，欲解不解反剧，是相关之经出了问题。"相关时"不是"必解时"，可以"欲解"而"解"，也可以"欲解"而"不解"，还可能因"相关"而在该时间点出现一些症状的发生或加重。

《伤寒论》中的辨证是多维度的，是"病脉证并治"，即辨病、辨脉、辨证相结合。辨病是辨三阴三阳，张仲景辨三阴三阳的一个重要特色是辨欲解时，通过欲解时来判断三阴三阳的归属。脉、证是疾病所表现出来的象态，开阖枢是时相，欲解时是厘定分辨六经的时间节点，抓住这个节点，对于判定病证的六经归属具有特殊意义。惜乎张仲景未详述欲解时的临床运用，后人不甚明了，致使千年以来鲜有应用。

顾老师对《伤寒论》六经欲解时见解独到，认为欲解时是源于开阖枢的时间定位，欲解不是必解，正气盛而胜邪则病解，正虚邪盛，正邪交争加剧，则症状加重。顾老师认为，《伤寒论》不是简单的辨证论治，而是通过辨证、辨脉、辨时相结合来达到辨病（确定病在三阴三阳的何经）的目的。

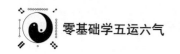

其中辨欲解时是张仲景辨时定经的重要特色。三阴三阳实际是同一个气在不同的时间段表现出的不同象态，体现时空一体观。太阳、少阳、阳明是阳气的三个阶段，太阴、少阴、厥阴是阴气的三个阶段。

太阳病欲解时，从巳至未上；

阳明病欲解时，从申至戌上；

少阳病欲解时，从寅至辰上。

太阴病欲解时，从亥至丑上；

少阴病欲解时，从子至寅上；

厥阴病欲解时，从丑至卯上。

如下图所示。

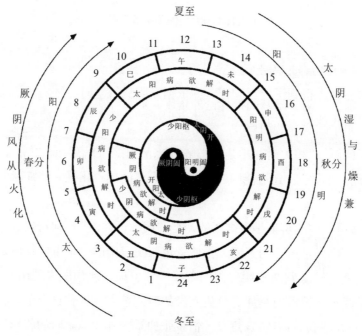

六经病欲解时

按照三阴三阳开阖枢图，比较容易理解三阳经病的欲解时。太阳由东北方位开始升，到巳午未正南方位时阳气最盛，疾病容易解；少阳位于东南位，阳气充盛，病也易解；阳明位于西方位，是阳气收藏之时，疾病易解。三阴经病欲解也是借助阳气的力量而解，欲解的时间有重叠，一般从欲解时的第一个时辰出现症状时为主要时间节点，这也是握机的关键点，如在亥时出现的病症多从太阴论治，在子时出现的病症多从少阴论治，在丑时出现的病症多从厥阴论治。如下图所示。

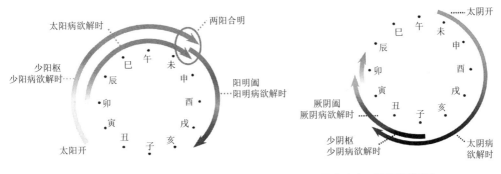

顾氏动态三阳开阖枢图　　　　　顾氏动态三阴开阖枢图

六经病欲解时是依据《黄帝内经》开阖枢理论对三阴三阳的时空定位来确定的。参照欲解时判定证候的六经属性，并据此遣方用药，常可取得神效，此法在临床得到了广泛验证。如依据厥阴病欲解时与厥阴的相关性，凡在夜间丑时（凌晨1点到3点）症状出现或加重者，多考虑属厥阴病，凡在此时段出现的问题，可结合脉症用厥阴的代表方乌梅丸治疗。近年来，笔者见到的顾植山老师据厥阴病欲解时用乌梅丸治疗的病症十分广泛，包括盗汗、失眠、胃痛、咳嗽、哮喘、泄泻、不孕症等几十种，涉及多种疑难杂病，其临床疗效让人叹服。

厥阴病欲解时临床中较为常见。厥阴为两阴交尽、阴尽阳生、阴阳转化之时。在六经传变中，厥阴为病程演进的最后阶段，发病多在丑时。把握住厥阴的时间节点，助推气化由阴出阳，则疾病可愈。故厥阴病欲解时在临床上运用机会最多。

辨欲解时只是《伤寒论》辨六经病的方法之一，所以对欲解时的临床运用不能刻板拘泥，还需结合平脉辨证整体分析。例如用乌梅丸时若仅仅只依据欲解时，就会出现有时效果很好而有时又会见效甚微的现象，若能结合《伤寒论》第326条中"厥阴之为病，消渴，气上撞心，心中疼热，饥而不欲食，食则吐蛔，下之利不止"所言，应用于同时伴有口渴、手足厥逆、寒热

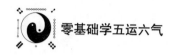

错杂等表现之一者，对疗效就更有把握。

（九）七损八益——春夏养阳，秋冬养阴

《素问·阴阳应象大论篇》云："帝曰：法阴阳奈何？……调此二者奈何？岐伯曰：能知七损八益，则二者可调，不知用此，则早衰之节也。"由此可知，调阴阳的大法是遵循七损八益的调治原则。按照洛书的象数并结合三阴三阳开阖枢图，七的位置主要与阳明相关联，主阳气潜降，即"损"，八的位置主要与太阳相关联，主阳气始升，即"益"，七损八益就是顺应阴阳的动态变化过程，辨"七""八"的要旨是辨时机、抓先机，只有从动态的开阖枢角度讲七损八益，才能知晓调阴阳大法的意义。

"春夏养阳，秋冬养阴"也是其义，讲的是要顺从阴阳的动态进行养生。春生夏长，动态是阳；秋收冬藏，动态是阴。春夏养阳不等于春夏补阳，秋冬养阴不等于秋冬补阴，阴和阳是气化运动的不同状态，而不是阴阳两类物质。春夏要顺应阳气的生长，发挥升发的功能，不宜理解为养阳就是给予温热补益的食物或药物，也不可"拔苗助长"，如春天树木花草若生长过快，为防吸收的养分不足，农民会不断地修剪，否则便会影响秋天的开花结果，这里的损即是"益"，所以需要正确理解损益的含义。秋冬要顺应阳气的潜降，帮助阳气收藏，如同动物的冬眠一样养精蓄锐，收藏阳气蓄积能量，养阴不是给予寒冷滋阴的食物或药物，也不可"肃杀无度"，如秋冬是收获的季节，若收获过早则果实不成熟，也会影响种子的质量。

还有"天不足西北，地不满东南"之说。按照三阴三阳开阖枢图，天（阳）气至西北阖而不足，地（阴）气至东南阖而不满，其义显而易见。

天人相应的关键是把握天地阴阳动态节律的盈虚损益关系，"七损八益""春夏养阳，秋冬养阴""天不足西北，地不满东南"等都是对天地阴阳动态变化盈虚损益的描述。

（十）阴平阳秘不等于阴阳平衡

阴平阳秘描述的是阴阳的动态：处于阳态时不要太过生发，贵在一个"秘"字；处于阴态时收降不宜太骤，贵在一个"平"字。秘和平要求的是动态的稳，不能倒过来讲"阳平阴秘"。《黄帝内经》不强调阴阳平衡，平衡是从空间的角度看问题，是同一空间的不同事物之间的相互关系，平衡是在一定前提下的调节手段，不是终极目的。因此阴阳是处于动态的不平衡发展中的，若把阴平阳秘诠释为阴阳平衡，是把阴阳关系局限在空间的物质的量的概念上，僵化了中医的思维方式。顾老师曾指出，阴阳平衡是手段，不是目的，人要有定性的判断能力，定量是为定性服务的。如同判断一个人能力大小，单从他接受的家庭教育、学历水平等定量因素考虑是不够的，最终还是要根据其综合能力才能做出正确的评判。注重阴平阳秘是追求达到一种和谐状态，不是强调均等的平衡。

（十一）乙癸同源——龙雷之火

《素问·阴阳应象大论篇》曰："肾生骨髓，髓生肝。"通常认为肝肾同源是源于精血的转化。从三阴三阳开阖枢图分析，肾居北方坎位，属癸水，为少阴君火；肝居东方震位，属乙木，为厥阴风木。冬至一阳生，随着阳气的上升，君火之气经过厥阴，阳气不断增强，逐渐发展壮大成为少阳相火。少阴君火处于北方坎位，坎中之火为龙火，震中之火为雷火，相火表现出的各种象态源于龙雷之火，故可述肝肾同源，乙癸同源，也意涵君相同源。

（十二）君火以明，相火以位

《素问·天元纪大论篇》曰："君火以明，相火以位。"顾老师指出，少阴君火处于北方，一阳始生，是事物运动变化的源动力，阳气不断增长，蓄积能量，到东南方日益壮大，表现出一派欣欣向荣阳盛有余之象，此时称为少阳相火。少阴君火好比是国家的粮库储备，不宜随意清用，要维护好才能发挥其应有的作用，到了相火之位时犹如遇到灾荒，可以调用粮库里充足的粮食，发挥应有的作用，按需分配。"君火以明，相火以位"意涵着阳气不断升发，由生长到壮大的过程，需要协调完成。

（十三）五运六气与天文、气象学

有人提出疑问，五运六气是否来源于天文？通过前文对十二地支的来源

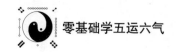

的介绍可知，天文是用来标示运气的，天文只是工具、符号，不是本原，古人只是借助观察天象指导人事和农业。天象是在不断地变化的，而五运六气是探讨自然界的动态周期性规律，是恒定不变的五六之律，因此五运六气不是来源于天文。还有人提出，运气学说是不是中医的医学气象学？在运气学说中，尽管气候对疾病有重要影响，但气象、物象、脉象、病象均受五运六气规律的影响，病象、脉象可以单独或在气象之先出现，如临床中常见一些患有慢性支气管哮喘、类风湿关节炎等疾病的病人，在气象出现之前 1~2 天或好几天前已经有预感，出现憋喘加重、关节疼痛加剧等症状，有人称呼这些病人为"气象预报员"。其实气象也受运气变化规律的影响，气象和疾病是五运六气变化规律在不同领域的表现。故五运六气不是源于古人对气象变化规律的总结，不宜定性为古代的医学气象学。

九、五运六气与中华文明的关系

古谚云："不通五运六气，检尽方书何济？"顾植山老师曾多次提到学习五运六气是五个方面的需要：一是读懂中医理论的需要，二是提升中医临床疗效的需要，三是打开中华文明宝库的需要，四是发掘中医科学原创思维的需要，五是建立大健康理论的需要。读懂五运六气，便可贯穿中华文明和中医理论古今，不断地提高临床疗效。以下内容是笔者对顾植山老师讲课内容的整理。

（一）五运六气是体现天人相应规律的核心理论

五运六气律：古人把"六律"定为万事之根本，又发现"五"的周期跟音律之间也有对应的关系，故用"五音建运"来概括这种关系，《孟子·离娄上》云："师旷之聪，不以六律，不能正五音。"六五相合，产生六十甲子，以六十甲子为计时符号编成的历法，实质上是五运六气律，一直沿用至今。六气六律和五气更立的六五节律，是自然界周期性变化规律。

五运六气学说：六气来源于开阖枢，六气化生万物，五行是对已产生的万物的取象比类，执简驭繁，五六结合形成的五运六气学说就是研究自然界周期性变化规律对人体健康和疾病的影响的一门学问。天人合一是天人间动态节律的同步和谐，这是人体健康的基础，而天人关系的失调是一切疾病产生的根本原因。顾植山老师认为，天人合一思想是中华先民的精神追求，也必将成为全人类的精神追求，只有天人合一才能实现人类的大健康。故天人合一思想是中医之魂，也是中华文化之魂！天人合一的科学基础是大自然天人相应的客观规律，而阴阳五行及五运六气都是体现天人相应的理论，五运六气更是体现天人相应规律的核心理论！

五运六气学说体现了整体观、恒动观、时空观，运气不是固定、封闭、机械的循环周期，不可机械化、神秘化、简单化。顾老师指出，运气有常有变，疾病产生的重要原因多在于运气的异常变化，五运六气不同于六十干支的简单的周期循环，若只以干支去推算，机械应用运气方是不科学的，故顾老师反复强调"不以数推，以象之谓也"。

（二）伏羲文化

习近平总书记多次在重要讲话中强调："中医药学是中国古代科学的瑰宝，也是打开中华文明宝库的钥匙。"中医药学之所以能成为打开中华文明宝库的钥匙，顾老师认为须从中医学的核心理论五运六气讲起。中华文明在发展中，有天皇（伏羲）、地皇（神农）、人皇（黄帝）三大里程碑。我们自称"炎黄子孙"，讲五千年文明，那么了解伏羲文化与炎黄文化的差别及中医药学与炎黄文明的渊源就显得至关重要。

伏羲是天皇，称为青帝。伏羲文化的标志是四象、先天八卦（见右图）、二十八星宿、龙文化。宇宙间万事万物动态节律变化的基本图式是太极图。太极生两仪，两仪生四象，四象生八卦而产生四季、八风等概念，以四象为主要框架，建立东、南、西、北四个方位，春分、秋分、冬至、夏

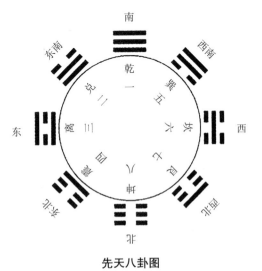

先天八卦图

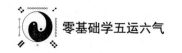

至四季，这个四象模式首先使古人找到了北，也就是找到了冬至点。

二十八星宿：国家天文台赵永恒等专家的现代研究成果表明，形成二十八星宿体系最合理的年代在公元前5690年至前5570年的120年里，而这个时间段恰属伏羲时代。二十八星宿基本上是沿赤道均匀分布的，即各宿的赤经之差是相似的，二十八星宿分成四个区，构建了左青龙、右白虎、南朱雀、北玄武四天象（见下图），每个天象由七个星宿组成，即东方苍龙七宿［角、亢、氐（dī）、房、心、尾、箕（jī）］，北方玄武七宿［斗（dǒu）、牛、女、虚、危、室、壁］，西方白虎七宿［奎、娄、胃、昴（mǎo）、毕、觜（zī）、参（shēn）］，南方朱雀七宿［井、鬼、柳、星、张、翼、轸（zhěn）］。古人观星宿以定四季，这也是伏羲时代的一种文化标志。

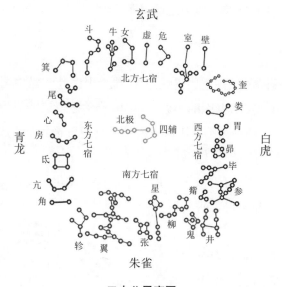

二十八星宿图

龙文化：四象模式中的苍龙代表东方，应于春季。"一日之计在于晨，一年之计在于春！"春气主生，亦主上升，龙文化反映了中华民族崇尚春气欣欣向荣的精神追求，由此形成了崇尚"龙"的龙文化。

伏羲时代的文化代表符号是2、4、8，最早用较为恒定的二十八星宿察看天象，把握自然界的变化规律，在一定程度上表达了古人对"天道"的认识，故称伏羲为天皇，这是社会的进步。伏羲时代重视龙文化，应于春，春天应东方，主色为青色，故称伏羲为青帝。

（三）神农文化

神农是地皇，称为炎帝。神农文化的重要标志是六气和后天八卦。

伏羲八卦乾上坤下，是先天八卦，而 6500 年前河南濮阳西水坡墓葬遗址，印证了后天八卦的模式（见右图）。西水坡墓葬中殉葬儿童的位置显示了后天八卦方位，说明后天八卦是晚于伏羲时代而早于黄帝时代的文化，应是神农时代的文化模式。

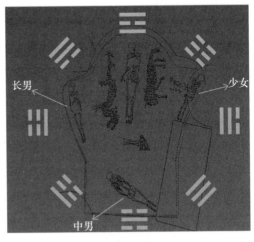

西水坡墓葬中的后天八卦方位

形成后天八卦的基础是"阴阳离合"的动态太极思想，古人把天地间的盛衰变化理解为一种"橐"的运动，橐一开一阖，化生万物，介于开与阖之间的是枢，因而有开、阖、枢三种状态。"开阖"又称"离合"，《黄帝内经·素问》中有"阴阳离合论篇"，讲阴阳离合运动产生三阴三阳六气。

《易经·系辞上》云："河出图，洛出书，圣人则之。"洛书是动态太极图的数字化表达（见右图），洛书中的数字表达与顾氏三阴三阳太极时相图都源于开阖枢思想。"戴九履一，左三右七，二四为肩，六八为足，以五居中。"九为最大的阳数，在南方，代表阳气充盛；一为最小的阳数，代表阳气始生；一、三、九、七代表阳

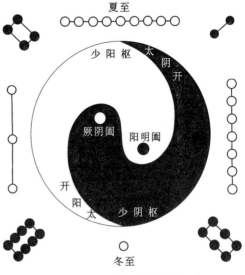

顾氏三阴三阳太极时相图（一）

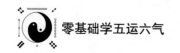

气由衰到盛极而降的过程；二、四、六、八代表阴气形成，阳气由盛到衰的过程。

阴阳离合运动使先天八卦变为后天八卦，见下图。

先天八卦图　　　　　　　　　　　后天八卦图

先天八卦之坤卦处于北方位，为三个阴爻，随着阳气始生并不断上升，移到后天八卦之西南方位，为三阴之开；先天八卦的震卦从东北位升到后天八卦的正东位，代表阳气上升的过程；先天八卦的乾卦从正南降到后天八卦的西北位，代表阳气下降的过程。后天八卦的定位是动态的，不是静止的，先后天八卦的转变体现了开阖枢运动的规律，"脏腑寒热相移"理论也是源于此，顾老师曾发表《〈素问·气厥论〉中脏腑寒热相移次序解读》一文，值得探讨学习。

可以认为，三阴三阳开阖枢产生的六气和洛书、后天八卦是神农时代的文化代表。三星堆遗址进一步印证了这一时期的文化模式，出土的文物中有青铜纵目面具、青铜神树、青铜神鸟等文物，八卦中"离"为目，太阳到了南方阳气最盛，取最大的数字九，均是后天八卦的文化模式。

神农时代的文化代表符号是3、6、9，重以观察地上的物象变化来探讨自然界事物运动的规律，故称神农为地皇。神农时代重视南方的太阳，有"太阳神"之说，南方属火，故又称神农为炎帝。

（四）黄帝文化

黄帝是人皇，黄帝文化的标志是十二律、五行的建立，其中重要标志是"调历"的制定。

1. 十二律

黄帝时期音乐家伶伦用标准十二音阶的乐管进行"飞灰候气"，发现了十二气的时间规律。以十二个气的时间长度作为标准，从黄帝时期到现在，岁气都是非常准确的。伶伦的这个发现非常科学，人们在不同的时间感受到不同的"乐"，以龠管测乐，得到十二个不同的乐阶，古人认为这是自然界不变的周期"律"，称为"十二律"。十二律的名称分别为黄钟、大吕、太簇、夹钟、姑洗、仲吕、蕤宾、林钟、夷则、南吕、无射、应钟，与六气相合，分为六律、六吕两大类。其中黄钟、太簇、姑洗、蕤宾、夷则、无射称为"律"，其余大吕、夹钟、仲吕、林钟、南吕、应钟称为"吕"，故十二律分为六律六吕，也常称为"十二律吕"。

十二律吕是根据候得的十二气而得，中华先哲用大智慧找到了以天象记载乐律的符号。十二气的天文表达产生十二地支，十二地支的名称是天象的象形符号，十二律吕对应于十二地支（见右图）。有人认为十二地支是来源于天文，这是不了解十二气的来源。天文是用天象作为文字来记录时间，仅仅是一个符号、工具而已，且天象在不断地变化，现在的天象与黄帝时期的天象也是不一样的。顾炎武《日

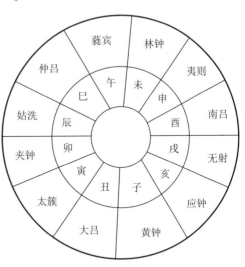

十二律吕与十二地支的对应关系

知录》曰："三代以上，人人皆知天文。"于是人们很少再去候气了。天文兴，候气废！天象是不断变化的，同一个方位，14 000年前看到的是织女座，黄帝时代看到的是天龙座，而我们现在看到的是小熊座。天象也是有岁差的，

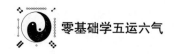

每 71.57 年就相差 1°，到尧帝时过了 700 多年，就有十种不同的说法，这就要调整律法，尧的大臣羿去掉九种不正确的说法，保留一种正确的说法，即是"羿射九日"的故事内涵。

十二律是亘古不变的时间周期律，用以测定岁气的时间周期。《世本》曰："黄帝使羲和占日，常仪占月，臾区占星气，伶伦造律吕，大挠作甲子，隶首作算数；容成综此六术，而著'调历'"。六气六律成为中华先人建立各种理论和制度的基础和渊源。《史记》载："王者制事立法，物度规则，壹禀于六律。六律为万事根本焉。"据律建历，故称"律历"。古人以十二气为标准的时间长度单位，用十二地支作为代表符号，在十二律吕的基础上制定了调历。黄帝时代建立的历法称黄历，也是黄帝之律。

2. 五行

六气化生万物，万物不可胜数，古人执简驭繁，以象统物，根据事物运动变化过程中显示出来的生、长、化、收、藏五个基本时态，创造了以木、火、土、金、水五行为代表的符号，把一年分为春、夏、长夏、秋、冬与五行相配。黄帝时代，五行学说建立，"黄帝考定星历，建立五行"。

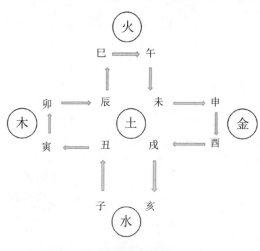

十二地支配属五行

十二地支是十二气的天文表达，十二气与三阴三阳六气相配，两个地支化为一气，六气化生五行，十二地支配属五行，土居中央，为归藏之意（见左图）。

黄帝时代的文化代表符号是 12、5、60，发现了十二律吕，确立了五行，五六结合形成六十甲子周期律。黄帝时代制定了调历，调历也称为黄历，用以指导人事以及人们的生活和生产等方方面面，故称黄帝为人皇，黄帝也是人文始祖。之所以称为黄帝，是因黄帝时代重视"中央土"的思想，土为黄色。

（五）五千年文明的由来

我们现在都在讲五千年文明，而伏羲距今有七八千年的时间，为什么不讲七千年文明？

文化可以追溯到七八千年前，但中华文明是从大约五千年前开始的。五千年讲的是文明，不是文化。古人认为，伏羲时代还没有达到文明的高度。只有掌握了天道，掌握了自然规律才叫文明。这不同于西方的物质文明标准。

伏羲时代已经认识了天道，有了四季的划分。"夸父追日"的故事，实际上讲的是有个叫"夸父"的人天天追逐、观察太阳的影子，然后把每天的影子终点连接起来，从而在空间上找到了北，在时间上找到了冬至点。在伏羲时代，古人仰观天象，发现了二十八星宿，并将之分为四象，进而有了四季的划分，这是我们的文化向文明发展的第一步。

神农时代的文化标志由四象发展到三阴三阳六气，有了三生万物的认识，是形成炎黄文明的重要里程碑，但古人还没有把它定为文明，因为这个时代对自然规律的认识还没有达到一定的高度。

到了距今五千年左右的黄帝时代，确立了五行与六气结合形成的五运六气周期律，以六十甲子为记时符号，在五运六气律的基础上完成了阴阳五行理论的构建，制定了调历，《七略》云调历"言阴阳五行，黄帝之道也"。中华文明的标准是对自然界"律"的认知，这种对客观世界动态周期节律的认识就达到了比较理想的一个高度，所以，人们把文明社会的起点定在黄帝时代。

中华文明形成的三大里程碑如下图所示。

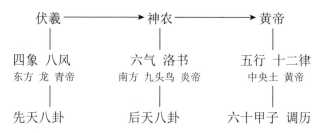

中华文明形成的主线——三大里程碑

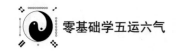

为什么我们叫炎黄子孙？炎是炎帝，神农时代的文化代表数是 3、6、9；黄是黄帝，黄帝时代的文化代表数是 5、12、60。万事万物都处于六气和五运的变化周期节律之中，神农炎帝时代演绎了开阖枢六气，黄帝时代找到了十二律，建立五行，形成了以干支为代表符号的六十甲子周期，完成了调历的编制，炎、黄共同完成了对五运六气的认识，开启了文明时代，因此我们叫炎黄子孙。五运六气是炎黄文明的标志性成果，生动地体现了炎黄文明道法自然、天人合一的生存理念，是中华文明核心思想的代表。

华夏文明的由来。大禹治水的事迹尽人皆知，但不为今人所知的是，他重新阐述和推广了五行学说。从鲧治理洪水失败的教训中，夏禹重新审视并阐述了五行学说，不再像鲧那样只想着用土去堵水，而是从全局考虑，《尚书·洪范》述大禹"彝伦攸叙""洪范九畴"，将大禹的功绩最后总结为"朔南暨声教讫于四海"，突出了大禹对五行思想的发扬，对阴阳五行的核心地位的强调，以及对炎黄文化正统的传承。夏朝将五行（所讲"五行"涵括"阴阳"）列为九条建国大纲的首要之纲，即总纲，谁不遵守五行，就是大逆不道，就要受到诛伐。《尚书·甘誓》记载的罪名就有"威侮五行，怠弃三正"。

夏禹奠定的夏文化对中国社会和中华文化的发展产生了极为深远的影响，后人沿袭了夏文化，夏、商、周三族起源与兴起的地区不同，祖先来源各异，但商、周两族，都认为其祖先起源与兴起的地域是"禹绩"，即由大禹奠定的夏文化疆域。周人以夏文化继承者自居，称其兴起的西土为"有夏""区夏""时夏"，原商朝统治中心地区为"东夏"，所封诸侯号为"诸夏"，由此形成了民族的称谓——"华夏"。农历至今仍称"夏历"，继承夏文化的人，又都认同自己是炎黄裔胄，因历法的源头是"黄历"。夏文化一直传承至今，华夏文明由此而来。

（六）当代普通公民应该具备的基本科学素质——"知道阴阳五行、天人合一"

2016 年 4 月发布的《中国公民科学素质基准》将"知道阴阳五行、天人合一"列为普通公民应该具备的基本科学素质。《中国公民科学素质基准》的适用范围为 18 周岁以上，具有行为能力的中华人民共和国公民。

阴阳：宇宙间万事万物动态节律变化运动，形成阴阳两种象态，即形成太极图的基本图式。

太极生两仪，两仪是阴阳，代表了周期变化中的两种象态。由小到大，由衰到盛的象称"阳"；由大到小，由盛到衰的象称"阴"。阴阳不是指静止的两种物质，是同一事物不断运动变化的两种象态（见右图）。《素问·阴阳应象大论篇》言："阴阳者，天地之道也，万物之纲纪，变化之父母，生杀之本始，神明之府也。治病必求于本。"阴阳是天地运行的规则，万事万物变化的纲领，治病求本的根源。

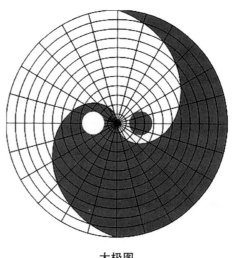

太极图

阴阳各有开、阖、枢三种状态，分为三阴三阳，形成六气，可以用来研究自然界万事万物运动变化规律，六气就是阴阳的另一种表达方式。

五行：五行是时间节律，体现动态性、周期性。五行者，本于阴阳六气，五六结合形成五运六气周期律。《素问·五运行大论篇》曰："候之所始，道之所生。""候"是五运六气自然变化的节律，"道"是阴阳五行，也就是说，阴阳五行之道，始于五运六气之候。

天人合一：天代表大自然，"天人合一"就是人与大自然相和谐，人回归自然。天人合一不仅是一种思想，而且是一种状态。宇宙自然是大天地，人则是一个小天地。人和自然在本质上是相通的，故一切人事均应顺乎自然规律，达到人与自然和谐。老子《道德经》说："人法地，地法天，天法道，道法自然。"

五运六气是古人研究天人合一的学说，是基于天人相应理念，探讨自然变化的周期性规律及其对人体健康和疾病影响的一门学问。知道阴阳五行、天人合一等中华优秀传统文化，对认识自然和社会、发展科学和技术具有重要作用。

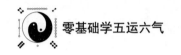

十、运气学说的兴衰与传承

五运六气是中医基本理论的基础和渊源，在临床中发挥着重要作用，但是直到宋代以后才得以发展和盛行，至今还有很多对运气学说认识的误区。龙砂弟子们在学习中也有不少困惑，曾向顾老师请教，恩师多次在会谈中论及类似问题，说这与五运六气的历史沿革和特定条件下的历史背景有关。现将恩师对这类问题的认识整理如下。

（一）五运六气的历史沿革

中华文明经历了三皇五帝的历史发展过程，但在漫长的历史长河中，人们对五运六气与中华文化和中华文明发展脉络的认识不清晰，导致对五运六气的传承薄弱。其实，中华七八千年的文化和五千年的文明与中国医学运气学说的发展息息相关。伏羲天皇、神农地皇、黄帝人皇是中华文明发展的三大里程碑，少昊、颛顼、帝喾、尧、舜五帝代表着建立历法以后的五个时段。三皇五帝时期文化的发展也促进了运气学说的形成，而在之后的历史发展过程中，运气学说体系的完善与发展之路漫长而又曲折。

夏代：把阴阳五行作为治国大纲，五运六气思想逐步理论化，夏代正月建寅，一直沿用至今。

商代：五运六气学说已臻成熟。商代正月建丑，从将岁气交接时间定为丑月大寒推测，运气学说完成于商代以前。

周代：周代正月建子，周代文献中多处书"六气""五运"，如《周礼·医师》中有"察天之五运，并时六气"之语。

春秋战国至西汉：五运六气学说得到普遍应用。医学巨著《黄帝内经》据说完成于这一时期。

东汉后期至隋代：由于历朝政府严禁图谶，导致《素问》中讲述五运六气的部分因内含一些图文而佚失，从而使中医学的五运六气学说被湮没。

唐代中期：王冰将"运气七篇大论"补入《黄帝内经》中。

北宋时期：经北宋政府的推广，五运六气一时成为显学，催生了"金元四大家"的盛况。

明清时期：运气学说未能继续深入发展，清代的考据学派贬斥宋学，使运气学说步入低谷。

清末时期：由于西方文化对中华文化的冲击，五运六气被置于中医教学体系之外，造成近百年来培养的中医对五运六气知之甚少。运气学说成了中医传承中被误解最深，也最为薄弱的部分。

江南龙砂医学流派较好地传承和应用了五运六气学说，并大力将其发扬光大，使其在现代中医界绽放异彩。该流派发源于江阴龙山、砂山地区，涌现出了多位杰出的五运六气大家，其中以宋末元初号称"东南宗师"的江阴大学者陆文圭最具代表性，至清代中期，龙砂医学之名已盛传到苏州。清代中晚期至民国时期，在江阴龙山、砂山地区这块名医辈出的土地上，孕育了吴士瑛、吴达、薛福辰、柳宝诒、张洵佳、张聿青、高思敬、曹颖甫、朱少鸿、承淡安等医学大家。

2012 年春，龙砂医学流派传承工作室被国家中医药管理局作为中医学术流派传承工作室（基地）建设项目的试点单位率先启动，随后又被确立为全国第一批 64 家中医学术流派传承工作室建设单位之一。顾植山老师全面继承了龙砂医学流派的三大特色，尤其重视五运六气的理论探究并对之进行了深层次的发掘提炼和创新发挥，作为全国这一领域的学术带头人，享誉国内外。现龙砂医学流派传承工作室又被确立为全国第二批 64 家中医学术流派传承工作室建设单位之一。

（二）五运六气、大司天与各家学说流派

大司天理论以《黄帝内经》有关五运六气的七篇大论为基础，探寻自然界周期性运动变化规律。大司天理论是对运气理论的进一步发展，以六十年甚则更长时间为基本单位，探求天地人的自然生命规律，根据北宋邵雍的"元会运世"说，一元复始，万象更新，一元有十二会，一会有三十运，一运有十二世，一世有三十年。三百六十年是一大运，一运分六气，六十年是一气，五运是一个循环周期，一个循环周期共一千八百年。陆懋修在《世补斋医书》中作"六气大司天"专论，明确"大司天"之名，指出"古人用寒、用温，即各随其所值之大司天以为治"，完善了"六气大司天"之说。

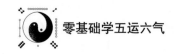

大司天理论，考察"三十年一纪、六十年一大气"的自然气化的周期，认为六气大司天，每气各主三十年，依三阴三阳次序依次轮转，三百六十年大运轮转一周，三千六百年则为完整的一大周。

五运六气中的六气有司天、在泉之分，司天主上半年，在泉主下半年，大司天则是以六十年的时间单位为一气，司天、在泉之气各主三十年，按照客气三阴三阳排序，第一个六十年，前三十年为厥阴风木司天之气，后三十年为少阳相火在泉之气；第二个六十年，少阴君火司天，阳明燥金在泉；第三个六十年，太阴湿土司天，太阳寒水在泉……六气为一个小的循环周期，按照厥阴→少阴→太阴→少阳→阳明→太阳排序。五运按木→火→土→金→水排序。清代乾嘉年间的名医王朴庄，以《素问·天元纪大论篇》"天以六为节，地以五为制。……五六相合，而七百二十气为一纪凡三十岁；千四百四十气，凡六十岁，而为一周"为依据，扩而大之，提出了六气大司天理论：以三十岁为一纪，六十年为一大气，三百六十年为一大运，满三千六百年为一大周，来分析大气候周期变化。陆懋修继承其曾祖王朴庄的这一观点，进一步完善了六气大司天理论，在《世补斋医书》中不但对六气大司天理论做了专门的论述，还对大司天三元甲子做了考证，认为黄帝八年开始为第一甲子，前三十年为司天厥阴风木主气，后三十年为在泉少阳相火主气。

大司天理论也是五运六气理论对大环境和长时间规律的研究，其内在规律的存在是中医学术流派形成的内在动力。我国著名的气象学家竺可桢考证了我国近五千年的气候变迁，结合我国气候变迁情况可以看出，我国各代医家学术流派的形成不仅受当时社会背景和医者自身学术背景影响，还与其所处的运气条件有关。对于大司天理论，各家存有争议，虽然需进一步完善，但大司天理论的形成是五运六气理论成熟的标志，也为中医各家学说流派发展提供了新的思路。

医学史上每个学术观点的产生，都与作者所处的时代、六气大司天和当时流行的疾病的证候特点有关。下面试举例述之。

1. 张仲景著《伤寒论》的时代背景

张仲景所处的时代，也就是公元200年左右，可以说是小冰河时代，寒邪流行，"以伤寒为毒者，以其最成杀厉之气"，那个时代气候寒冷，人们感受到的普遍的病因为寒邪，按五运来划分属于水运。"余宗族素多，向余二百，建安纪年以来，犹未十稔，其死亡者，三分有二，伤寒十居其七，感往昔之沦丧，伤横夭之莫救，乃勤求古训，博采众方，撰用《素问》《九卷》《八十一难》《阴阳大论》《胎胪药录》，并平脉辨证，为《伤寒杂病论》，合十六卷。"张仲景的《伤寒论》是针对当时流行的疫病而作，疫病流行的高峰期——2世纪末至3世纪初，恰恰处在开始于2世纪后半期的寒冷周期，那时的疫病多为寒邪入侵，犯及人体阳气，所以张仲景创立"伤寒学派"。从张仲景时代至今恰是1800年左右，按照大司天理论，正好是一个循环周期，也就是说，现在又回到了张仲景所处的水运时代，当今火神派盛行及经方热是否也与此有关，值得进一步探讨。

2. 北宋的圣散子方

北宋的时候，有张名方叫圣散子方，苏东坡用这张方子治疗当时流行的瘟疫，效果非常好。圣散子方药性看上去是热的，但是发生瘟疫的时候，吃入口中即觉清凉，苏东坡在黄州的时候，用这张方救活了许多人，所以就把它推荐给了庞安常，庞安常把它写到了他的《伤寒总病论》中，并附了苏东坡序文："用圣散子者，一切不问阴阳二感，或男女相易，状至危笃者连饮数剂，则汗出气通，饮食渐进，神宇完复，更不用诸药连服取差。其余轻者，心额微汗，正尔无恙。药性小热，而阳毒发狂之类，入口即觉清凉，此殆不可以常理诘也。时疫流行，平旦辄煮一釜，不问老少良贱，各饮一大盏，则时气不入其门……余既得之，谪居黄州（1079—1084），连岁大疫，所全活至不可数。"庞安常将此方亦列于该书"时行寒疫"中。

据陆懋修《世补斋医书·大司天三元甲子考》推算，北宋"仁宗天圣二年六十三甲子（1024—1083）中元，太阴湿土、太阳寒水"，故这一时期的医家重视对寒疫和阴证阴毒的阐述。推测苏东坡遇到的"连岁大疫"是应于当时运气特点的"寒疫"，故用此香燥之方能"全活至不可数"。

3. 金元四大家各家学说

金元以后，用圣散子方多无效，故圣散子方逐渐被后人弃用。为什么后世就无效了呢？从大司天周期来分析金元时期的运气特点即可明了。

以六十年作为一个大司天周期来看，北宋时用圣散子方的时候在第六十三甲子，第六十三甲子就是太阴湿土司天、太阳寒水在泉。到金元时期，运气已经变了，刘完素所处的时代（约 1120—1200），就是第六十五甲子，司天是阳明燥金，在泉是少阴君火，燥火用事，再用辛香燥烈的圣散子方当然就不灵了。当时刘完素的解释是"此一时，彼一时，奈五运六气有所更，世态居民有所变"，刘完素强调火热的运气病机，他的火热论也就应时而生，因为用药寒凉，所以刘完素被称为"寒凉派"。随着时间的推移，张元素所处时代大司天就是太阳寒水司天、太阴湿土在泉，寒湿为重，因此张元素开创了"易水学派"。李东垣为易水高弟，略晚于张元素，值宋宁宗嘉泰四年（1204），为第六十六甲子后 30 年，寒湿用事，故李东垣强调脾胃运化水湿功能，创建了"补土派"。朱丹溪所处时代值元泰定元年（1324）第六十八甲子，大司天是少阴君火、阳明燥金，火燥用事，故朱丹溪多用滋阴降火，创立了"滋阴派"。

4. 温病学派

明末清初温病学家吴有性（1587—1657）提出，温病的发生乃天地间有一种异气所感，他称之为"戾气"。吴有性著《温疫论》的背景是"崇祯辛巳（1641），疫气流行，山东、浙省、南北两直（北直指河北，南直指江苏一带）感者尤多，至五六月益甚，或至阖门传染"。《吴江县志》记载当地"一巷百余家，无一家仅免；一门数十口，无一口仅存"。吴有性治瘟疫，多用寒凉。值天启四年第七十三甲子，大司天厥阴风木、少阳相火，风火用事，故须用药清凉。后来温病学派成熟阶段出现的杰出代表叶天士、薛生白、吴鞠通、王孟英，特别重视"留得一分津液，便有一分生机"，被称为"温病四大家"。

陆懋修提出了"欲明前人治法之非偏，必先明六气司天之为病"的观点。这对我们正确评价历代各家学说和流派，提供了一个新的思路。可见，中医各家学说及流派的产生，跟五运六气有明显相关性。不讲五运六气，就难以搞清各家学说流派的关系。

第二章　五运六气诊疗体系

一、司天、司人、司病证

《黄帝内经》述天、人、邪三虚致病，临证时要辨天、辨人、辨病证，治则是司天、司人、司病证。在五运六气思想指导下，逐步形成的是一个司天、司人、司病证相结合的中医临床诊疗体系。《伤寒论》中的六经统病统方遵循了这一诊疗模式。《黄帝内经》中的"必先岁气，无伐天和""审察病机，无失气宜"，是这一诊疗体系中时时遵守的基本原则。

《素问·本病论篇》云："人气不足，天气如虚……邪鬼干人，致有夭亡""天虚而人虚也，神游失守其位，即有五尸鬼干人，令人暴亡也。"天、人、邪出现不和谐因素均会导致疾病的发生，虚不等于弱，虚的本义是空隙，天虚是天气乖戾而有隙，虚人是有隙可乘之人，虚邪是乘隙袭人之邪。六十甲子这一大的循环周期中，五运更替，六气轮转，天干纪年，地支纪气，干支结合，年年不同，岁运有太过和不及，岁气有至而不及、至而太过、未至而至等不同，临证时根据运气的变化特点顺天察运，因变求气，这就是司天。司人就要根据人体质的不同调整人与自然的和谐关系。司病证遵循三阴三阳开阖枢理论，从六经论治。

（一）司天

司天就是司五运六气，临证要"审察病机，无失气宜""谨守气宜，无失病机"，必须做到"必先岁气，无伐天和"。2020庚子年岁运太金，少阴君火司天，阳明燥金在泉。岁运方牛膝木瓜汤，缪问注《三因司天方》曰："岁金太过，燥气流行，肝木受邪。民病两胁下少腹痛，目赤痛，眦疡，耳无所闻。体重烦冤，胸痛引背，两胁满且痛引少腹。甚则喘咳逆气，肩背痛……"如果临床中遇到金克木之象，可首先考虑当年的司天方牛膝木瓜汤，应用于耳鸣、目涩、眩晕及无症状性高血压病等，大都能取得很好的疗效。岁气方正阳汤，"子午之岁，少阴司天，阳明在泉，气化运行先天，民病关节禁固，腰痛，气郁而热，小便淋，目赤心痛，寒热更作，咳嗽……"笔者紧握热病在上、清病在下的病机特点，将正阳汤广泛应用于失眠、淋证、口疮等病证，疗效确切。运气有常有变，当运气病机不符合时下常态时，宜随机而变，正如张从正云："病如不是当年气，看与何年运气同，便向某年求活法，方知都在至真中。"

临床中要重视"握机于病象之先"，要善于抓"先机"。顾植山老师曾讲到"踏雪寻春""一叶知秋"，就是形象的比拟。扒开厚厚的积雪看到草木发芽，就知道春天即将到来；看到一片落叶，就知道秋天将要来了。临床中常常"不以数推，以象之谓也"，象包罗万千，大致归纳为五类：天象、气象、物象、证象、脉象。天象常出现在其他四象之先，在还没有看到自然界的各项物象、气象等变化时，如果能根据此时的运气变化特点，握时机，抓先机，临证时多能起到事半功倍的效果。一年四季、二十四节气的变化均受五运六气律的影响，在各种物象、气象等未出现之前把握运气病机是关键。

顾植山老师强调，以运气病机指导临床应"因时制宜，随机达变"，临证要"看时运，顺时运，抓时运，开方用药尽可能顺应当时运气特点下的运气病机"，另外也要遵循"因时、因地、因人"三因制宜原则。

（二）司人

司人就是结合运气体质辨识合参。《素问·宝命全形论篇》说："人以天地之气生，四时之法成。"人生于天地之间，必定受天地变化的影响。人体在胚胎孕育及生、长、化、收、藏的成长过程中，同样会受到五运六气的影响。不同运气年出生的人，由于胎孕、出生年运气特点等不同，体质也有偏颇，临床中需根据病人表现出的各种象态结合运气体质综合分析。如2019己亥年出生的人，岁土不及，若逢木运太过年，脾土愈虚，更容易得腹泻、腹痛等脾胃方面的疾病。同一体质，由于运气变化的不同，也会产生不同的疾病，譬如岁金太过年出生之人，若逢2020庚子年，金气更盛，肝木受戕，更容易产生疲乏无力等木气不足症状。即使是同一人，在不同的运气年和同一运气年的不同节气，也会产生不同的运气变化。需要特别注意的是，影响体质的因素很多，运气因素只是其一。顾植山老师也指出，出生年的运气可作为静态的先天因素参考，运气有常有变，临证时不能单凭干支推算出生年的运气而直接用方，需灵活变通，以实际的运气特点为主。对于一些疑难疾病，有时需要结合病人的发病时间、出生时间及就诊时间综合分析用药。

（三）司病证

司病证就是根据疾病产生的证象，在某一段时间内采集到的诸症，从时间、动态的多维角度综合辨机分析，从三阴三阳六经论治。笔者认为这是最简单、最有效的辨证方式，也是与常规的辨证论治的不同之处。常规的辨证是把采集到的诸症结合，分辨寒热虚实属性，量化程度指标，是空间、静态的思维方式。《通俗伤寒论》言"六经钤百病"，柯韵伯在《伤寒来苏集》论述其义"仲景之六经，为百病立法，不专为伤寒一科，伤寒杂病，治无二理，咸归六经之节制"，把一切杂病归属于三阴三阳六经，临证时多可将复杂的疾病简单化，如面对高血压、冠心病等多种疾病并存的病人，抓住疾病的主要方面归属于六经中的哪一经，把握病机处方用药，多可获意想不到的疗效。

天、人、邪是疾病的致病因素，临证时不必拘泥于方证对应，"有其证用其方"，尤其当无证可辨时，可从天、人的因素考虑。在五运六气思想指导下形成的司天、司人、司病证的中医诊疗体系，有机结合后更能彰显其在临床中的使用价值，常是"有病不治病"。顾植山老师反复强调，运用运气理论指导临床实践时，应了解实时天象、气象、物象等多因素运气因子，动态分析，不可机械推算。

二、三因司天方

龙砂医家尤为重视运气学说在临床的应用，善用三因司天方治疗内伤外感的各种疾病是龙砂医家的特色，姜氏世医第四代传人姜健（字体乾）是运用三因司天方的杰出代表。顾植山老师在五运六气思想指导下，根据天、

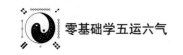

人、邪三虚致病因素，正邪胜复制化关系，不断创新三因司天方的临床应用。三因司天方最初见于宋朝陈无择的《三因极一病证方论》中，陈氏以运气理论为指导，编辑了五运时气民病证治方十首，六气时行民病证治方六首，共计十六方。此十六方后被清代医家姜健所用，称为"三因司天方"，缪问加以注释，王旭高则将姜健所传三因司天方编成《运气证治歌诀》传世。下述十六首司天方的歌诀均转载于王旭高《运气证治歌诀》。

（一）五运时气民病证治方十首

六甲年　附子山萸汤

岁土太过，附子山萸汤主之。岁土太过，雨湿流行，肾水受邪。民病腹痛，清厥，意不乐，体重烦冤。甚则肌肉萎，足痿不收，行善瘛，脚下痛，饮发，中满，食减，四肢不举。病腹满，溏泄，肠鸣，反下甚。而太溪绝者，死不治。

附子炮　山萸肉各一钱五分　半夏　肉蔻各一钱二分半　木瓜　乌梅各一钱　丁香　木香（藿香）各七分　生姜七片　大枣二枚

缪问曰：敦阜之纪，雨湿流行，肾中之真气被遏，则火用不宣，脾土转失温煦，此先后天交病之会也。《内经》谓"湿淫于内，治以苦热"，故以附子大热纯阳之品，直达坎阳，以消阴翳，回厥逆而鼓少火，治肾而兼治脾。但附子性殊走窜，必赖维持之力而用益神，有如真武汤之用白芍，地黄饮之需五味是也。此而不佐以萸肉之酸收，安见其必入肾而无劫液之虑；不偕以乌梅之静镇，难必其归土而无烁肺之忧。非徒阳弱者赖此见功，即阴虚者投之中綮矣。然腹满溏泄为风所复，土转受戕，此治肝宜急之秋也。脏宜补，以萸肉专培厥阴；腑宜泻，借木瓜以泻甲木。所以安甲乙者，即所以资戊己也。肉果辛温助土，有止泻之功，兼散皮外络下诸气，治肉萎者所需。再复以半夏之利湿，丁、木香之治胃，木瓜、乌梅之疗萎，眼光四射矣。风气来复，有酸味群药补之泄之，尚何顾虑之有哉。

歌诀：

附子山萸半肉果，瓜梅丁藿二香和。

再加姜枣治敦阜，六甲之年土太过。

湿胜阳微脾肾伤，君以苦热酸辛佐。

六乙年　紫菀汤

岁金不及，炎火乃行。民病肩背瞀重，鼽嚏，血便注下。复则头脑户痛，延及脑顶，发热，口疮，甚则心痛。

紫菀　白芍　人参　黄芪　杏仁　地骨皮　桑白皮　甘草各一钱　生姜三片
大枣二枚

缪问曰：凡岁金不及之年，补肺即当泻火，以折其炎上之势。若肺金自馁，火乘其敝，民病肩背痛瞀重，鼽嚏，便血注下，不救其根本可乎哉？盖肩背为云门、中府之会，肺脉所循，鼻为肺窍，肺伤则鼽嚏。肺与大肠为表里，气不下摄则为便血注下，脏病而腑亦病矣。此时若为清火止泄之谋，一如姜维之守剑阁，终不免阴平之度。计惟有婴城自守，急补肺金为得耳。人参、黄芪以固无形之气，统摄走泄之阴，气交之火必潜伏金中；地骨皮甘平微苦，能泻肺中伏火，凉其沸腾之血；又肺苦气上逆，泄之以杏仁之苦；肺欲收，敛之以白芍之酸。桑皮甘寒，补血益气，吐血所需；紫菀苦温，下气寒热咸赖，合之甘草之补土生金，缓诸药于至高之分，而参芪得指臂之效。为水所复，不用别药，即以养金之法，并为御水之谋，盖补土可以生金，而实土即堪御水也。

歌诀：

紫菀人参味草芪，杏仁地骨芍桑皮。

岁金不及名从革，六乙之年遇此奇。

上气咳嗽多汗出，肺虚有火最相宜。

六丙年　川连茯苓汤

岁水太过，寒气流行，邪害心火。民病身热，烦心躁悸，阴厥，上下而寒，谵妄心痛，甚则腹大胫肿，喘咳，寝汗出，憎风。病反腹满，肠鸣溏泄，食不化，渴而妄冒。神门绝者，死不治。

川连　赤苓各一钱二分半　麦冬　车前　通草　远志各七分半　半夏　黄芩
甘草各五分　生姜七片　大枣二枚

缪问曰：岁水太过，寒气流行，邪害心火，此而不以辛热益心之阳，其故何耶？按六丙之岁，太阳在上，泽无阳焰，火发待时；少阴在上，寒热凌犯，而气争于中；少阳在上，炎火乃流，阴行阳化，所谓寒甚火郁之会也。故病见身热、烦躁、谵妄、胫肿、腹满等症，种种俱水湿郁热见端，投以辛热，正速毙耳。丙为阳刚之水，故宗《内经》气寒气凉，治以寒凉立方，妙在不理心阳而专利水清热，以平其汩没之害。黄连味苦，可升可降，寒能胜热者，以平其上下之热；更以黄芩之可左可右，逐水湿，清表热者，以泻其内外之邪；通草性轻，专疗浮肿；车前色黑，功达水源；茯苓、半夏通利阳明；甘草为九土之精，实土御水，使水不上凌于心，而心自安，此围魏救赵，直趋大梁之法也。心为主宰，义不受邪，仅以远志苦辛之品，媚兹君主，即以祛其谵妄，游刃有余。心脾道近，治以奇法也。但苦味皆从火化，恐燥则伤其娇藏，故佐以麦冬，养液保金。且陈氏谓麦冬合车前，可已湿痹，具见导水之功能。土气来复，即借半夏之辛，以补肝而疏土之实，用药之妙，岂思议可及哉。

歌诀：

川连茯苓汤远志，车通麦夏草黄芩。

纪逢六丙为流衍，寒水流行邪害心。

谵妄燥烦肢厥冷，急清心主此宜斟。

六丁年　苁蓉牛膝汤

岁木不及，燥乃大行。民病中清，胠胁痛，少腹痛，肠鸣溏泄。复则病寒热，疮疡痱胗痈痤，咳而鼽。

苁蓉　牛膝　木瓜　白芍　熟地　当归　甘草各一钱　生姜三片　大枣三枚

乌梅一枚　鹿角一钱

缪问曰：是汤与六庚年之牛膝木瓜汤，同为补肝之剂，而补之之法，大有径庭矣。民病胠胁少腹痛，厥阴之络下络少腹，肝虚则阳下陷而为痛。木动则风内攻而为肠鸣鹜溏。是年风燥火热，多阳少阴，不资液以救焚，则熇熇之势，遂成滋蔓，是当藉天一之源，以制其阳焰者也。但肾为肝母，徒益其阴，则木无气以升，遂失春生之性；仅补其阳，则木乏水以溉，保无陨落之忧，故必水火双调，庶合虚则补母之义。苁蓉咸能润下，温不劫津，坎中之阳所必需；熟地苦以坚肾，湿以滋燥，肾中之阴尤有赖，阴阳平补，不致有偏胜之害矣。再复当归、白芍辛酸化阴，直走厥阴之脏，血燥可以无忧。

但为火所复而寒热，而疮疡，问尝思之，则知一从少阳，始为寒热；一从少阴，始发疮疡。木瓜之酸泄少阳，甘草之甘泻少阴。合之牛膝、乌梅俱主寒热；鹿角一味，专散疮疡，且止少腹痛。姜枣和营卫止泻痢。同一补肝，而法有不同如此。

歌诀：

苁蓉牛膝汤熟地，归芍瓜梅炙草比。

肝虚伤燥此方宜，六丁之岁委和纪。

胠胁少腹悉结疼，脚弱还加鹿角使。

六戊年　麦门冬汤

岁火太过，炎暑流行，肺金受邪。民病疟，少气，咳喘，血溢，血泄，注下，嗌燥，耳聋，中热，肩背热。甚则胸中痛，胁支满胁痛，膺背肩胛间痛，两臂内痛，身热骨痛而为浸淫。病反谵妄狂越，咳喘息鸣，下甚，血溢血泄不已。太渊绝者，死不治。

麦门冬　白芷　半夏　竹叶　钟乳石　桑白皮　紫菀　人参各一钱 甘草五分　姜三片　枣二枚

缪问曰：岁火太过，炎暑流行，肺金受邪，民痛疟、少气、咳喘、血溢、血泄、注下、嗌燥、耳聋等症，肺脏受烁可知，此而不阴阳并补，则金败水竭，火无所畏，多将熇熇矣。人参益肺之气，麦冬养肺之阴。张元素谓参味苦甘能泻心肺之火，麦冬味苦兼泄心阳，且救金且抑火，一用而两擅其长。复以钟乳，益气补虚，止咳下气，肺之欲有不遂乎。然肺为多气之脏，益之而不有以开之，譬犹不戢之师也。桑白皮甘寒，紫菀微辛，开其膹郁，更藉其止血之功。再以半夏、甘草以益脾，虚则补其母也。白芷辛芬，能散肺家风热，治胁痛称神。竹叶性升，引药上达，补肺之法，无余蕴矣。水气来复，实土即可御水，又何烦多赘乎。要知此方之妙，不犯泻心苦寒之品，最为特识。盖岁气之火，属在气交，与外淫之火有间，设用苦寒，土气被戕，肺之化原绝矣。是方也，惟肺脉微弱者宜之，若沉数有力及浮洪而滑疾者，均非所宜，此中消息，愿后贤会之。

歌诀：

麦门冬汤桑白皮，钟乳人参紫菀随。

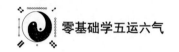

白芷半甘兼竹叶，咳喘咯血此方推。

赫曦之纪年逢戊，火灼金伤肺病宜。

六己年　白术厚朴汤

岁土不及，风乃大行。民病飧泄，霍乱，体重腹痛，筋骨繇复，肌肉瞤酸，善怒。咸病寒中。复则胸胁暴痛，下引少腹，善太息，食少失味。

白术　厚朴　半夏　桂心　藿香　青皮各一钱　干姜炮　甘草炙，各一钱五分

缪问曰：岁土不及，寒水无畏，风乃大行，民病飧泄、霍乱等症，皆土虚所见端。但土虚则木必乘之，是补太阴尤必兼泄厥阴也。夫脾为阴土，所恶在湿，所畏在肝，其取资则在于胃。古人治脾必及胃者，恐胃气不得下降，则脾气不得上升，胃不能游溢精气，脾即无所取资，转益惫耳。故君以白术甘苦入脾之品，燥湿温中，佐以厚朴之苦温，平胃理气，是补脏通腑之法也。肝为将军之官，凌犯中土，是宜泄之。桂心辛甘，泄肝之气；青皮苦酸，泻肝之血。辛酸相合，足以化肝。复以甘草，缓肝之急，监制破泄之品，毋许过侵脏气，战守兼施矣。再合藿香之辛芬，横入脾络；炮姜之苦辛，上行脾经；半夏之辛滑，下宣脾气，其于上下、左右、升降、浮沉，种种顾虑总不外乎奠安中土也。脾气固密，一如重帏峻垣，狂飙可御，不畏乎风气之流行矣。金气来复，又得厚朴、半夏泻肺气之有余，不用苦寒戕土，即《内经》以平为期，不可太过之义也。是方独不用姜枣，以脾之气分受邪，无藉大枣入营之品，且畏姜之峻补肝阳，锦心妙谛，岂语言能推赞哉。

歌诀：

白术厚朴汤藿香，青甘半夏炮干姜。

桂心补火以生土，六己之年卑监方。

泄泻脾虚不嗜食，温中补土此为良。

六庚年　牛膝木瓜汤

岁金太过，燥气流行，肝木受邪。民病两胁下少腹痛，目赤痛，眦疡，耳无所闻，体重烦冤，胸痛引背，两胁满且痛引少腹。甚则喘咳逆气，肩背痛，尻阴股膝髀腨胻足皆痛。病反暴痛，胠胁不可反侧，咳逆甚而血溢。太冲绝者，死不治。

牛膝 木瓜各一钱 白芍 杜仲 枸杞子 松节 菟丝子 天麻各七分半 甘草五分 生姜二片 大枣二枚

缪问曰：此治岁金太过，肝木受邪之方也。夫金性至刚，害必凌木，民病胁与少腹痛、目赤痛、眦疡、耳不闻，胸背两胁少腹痛，是非肝为金遏，郁而不舒，故上下诸痛悉见耶？盖金者主气与声也，肺气逆行，上蒙清窍，耳乃无闻。肝为藏血之会，火复阴伤，不获荣养肢体，缘见诸痛，其用药之例，补肝之血，可以从酸，补肝之气，必不得从辛矣。何则？酸可育肝之阴，辛则劫肝之血，故方用白芍补厥阴之阴，且制肺金之横，杜仲养风木之气，自无辛烈之偏，同为气血交补义，仍重取肝阴，最为有见。至松节通利血中之湿，且治关节诸疼，牛膝、菟丝益肝润下，复以枸杞甘平润肺，不用泻金而金自宁，此则柔克之法也。合之木瓜舒筋，天麻熄风，牛膝达下，顾虑周密，虽有火气来复，喘咳气逆，总可无忧矣。

歌诀：

牛膝木瓜杞菟草，天麻芍药仲姜枣。

六庚之岁遇坚成，金行太甚肝伤燥。

燥属阳邪肝主筋，舒筋养血斯方好。

六辛年 五味子汤

岁水不及，湿乃大行。民病腹满，身重濡泄，寒疡流水，腰股发痛，腘腨股膝不便，烦冤，足痿清厥，脚下痛，甚则跗肿。寒疾于下，甚则腹满浮肿。复则面色时变，筋骨并辟，肉𬌗瘛，目视𥇏𥇏。肌肉𬌗发，气并膈中，痛于心腹。

五味子 附子炮 巴戟 鹿茸 山萸 熟地黄 杜仲炒，各一钱 生姜七片 盐少许

缪问曰：辛年主病，身重、濡泄、寒疡、足痿清厥等症，皆涸流之纪，肾虚受湿也。然而淡渗逐湿则伤阴，风药胜湿益耗气，二者均犯虚虚之戒矣。盖肾中之阳弱，少火乏生化之权，则濡泻。肌肉失温煦之运，湿乃着而不流，入气分则为身重，入血分则为寒疡。肾中之阴弱，则痿痛而烦冤，即《内经》所称内舍腰膝，外舍豀谷，皆湿之为害也。故以单刀直入之附子，急助肾阳，遍走经络，驱逐阴霾，破竹之势，有非他药可及者，再佐以熟地

甘苦悦下之味，填补肾阴，五味之酸敛，收阴阳二气于坎中，固护封蛰，无遗憾矣。巴戟甘温，入阴除痹有效。鹿茸咸温，补血益髓称神。精不足者，补之以味是也。为木所复，目视眈眈，筋骨并辟，肝虚可知。肝欲辛，补之以杜仲之辛；肝喜酸，与之以萸肉之酸，况二药并行，能除湿痹而利关节，补肝即所以益肾，又子能令母实之义，独治其来复也。

歌诀：

五味子汤附地黄，鹿茸巴戟坎封藏。

山萸杜仲酸辛配，益肾补肝效自彰。

六辛之纪为涸流，岁水不及湿乃行。

六壬年　苓术汤

岁木太过，风气流行，脾土受邪。民病飧泄食减，体重烦冤，肠鸣，腹支满。甚则忽忽善怒，眩冒巅疾。反胁痛而吐甚，冲阳绝者，死不治。

茯苓　白术　厚朴　青皮　干姜炮　半夏　草果　甘草各一钱　姜三片
枣二枚

缪问曰：是方治发生之纪，风气流行，脾土受邪之剂也。民病飧泄食减，体重烦冤，肠鸣腹满，甚则忽忽善怒。肝木乘脾极矣，是当用肝病实脾法，以为根本之地。夫风淫所胜，治以苦甘。白术、甘草，一苦一甘，以补脾之体，佐以草果、厚朴，辛香消滞，以宣脾之用，健运不愆，脏腑交赖矣。然土又恶湿，补之而不去其害，究非法程。臣以茯苓、半夏通利阳明，驱无形之邪，导之从小便下达，坤土资辛淡之品，而湿乃行，治痹之法尽乎此矣。但风淫所胜，宜稍犯之。青皮之酸，甘草之甘，所谓以酸泻之，以甘缓之是也。不涉血分，顾虑藏阴，合之炮姜，焦苦醒脾，且以制金之来复。复则胁痛而吐，泄之缓之，已具备于诸药之中。姜、枣调营益卫，治中所需。信乎，丝丝入扣之方也。

歌诀：

苓术汤青甘朴夏，炮姜草果枣姜加。

六壬之岁发生纪，木胜风淫土受邪。

飧泄肠鸣胁支痛，苦温甘淡治脾家。

六癸年　黄芪茯神汤

岁火不及，寒乃大行。民病胸中痛，胁支满，两胁痛，膺背肩胛间及两臂内痛，郁冒朦昧，心痛暴喑，胸腹大，胁下与腰背相引而痛，甚则屈不能伸，髋髀如别。复则病鹜溏，腹满，食饮不下，寒中，肠鸣泄注，腹痛，暴挛痿痹，足不任身。

黄芪　茯神　远志　紫河车　米仁炒，各一钱　生姜三片　大枣二枚

缪问曰：按六癸之岁，其藏为心，其发为痛。揆厥病情，无一非心血不足见端，盖心为生血之脏，血足则荣养百骸，不足则病多傍见，如胸胁肩臂腰背诸痛，甚则屈不能伸是也。再按肩臂之络，青灵、少海诸穴，咸系于心。方用河车，甘咸之品，以有情者，大补其心之血；茯神甘淡之品，急益其心之气；更恃远志，辛能达下，挈离入坎，以育心之神，简而该切而当矣。然土气来复，是亦妨心之一大劲敌也。传曰：将欲取之，必先予之。黄芪、苡米甘淡悦脾。而黄芪走表，尤有止痛之功，苡米舒筋，大有治痿之效，是与之为彼用者，反借之以自庇也。要之气交之病，多属脏气凌犯，非如六腑之可泻，即或稍犯，亦不可太过。天干十方，具本此义，特为拈出，可为世之操刃者，顶门下一针矣。

歌诀：

黄芪茯神汤人参，河车远志苡仁生。

岁火不足寒咸盛，六癸之年是伏明。

朦昧心胸疼痛服，更加肉桂义尤精。

小结：六甲年，岁土太过，附子山萸汤主之；六乙年，岁金不及，紫菀汤主之；六丙年，岁水太过，川连茯苓汤主之；六丁年，岁木不及，苁蓉牛膝汤主之；六戊年，岁火太过，麦门冬汤主之；六己年，岁土不及，白术厚朴汤主之；六庚年，岁金太过，牛膝木瓜汤主之；六辛年，岁水不及，五味子汤主之；六壬年，岁木太过，苓术汤主之；六癸年，岁火不及，黄芪茯神汤主之。详见下表。

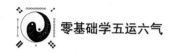
十天干方

天干	岁运		主方	本气－胜气－复气	主药	治则
甲	土太过	敦阜之纪	附子山萸汤	土气有余 水气不足 木气复	附子，山萸肉，肉豆蔻，丁香，木香（藿香），半夏，乌梅，木瓜，生姜，大枣	补水和土，抑木除湿
乙	金不及	从革之纪	紫菀汤	金气不足 火气胜 水气复	紫菀，桑白皮，人参，黄芪，杏仁，地骨皮，白芍，甘草，生姜，大枣	扶金泻火，培土生金
丙	水太过	流衍之纪	川连茯苓汤	水气有余 火气不足 土气复	远志，黄连，黄芩，通草，车前子，麦冬，茯苓，半夏，甘草，生姜，大枣	通阳利水，泻火实土
丁	木不及	委和之纪	苁蓉牛膝汤	木气不足 金气胜 火气复	肉苁蓉，牛膝，熟地，生姜，大枣，当归，白芍，木瓜，鹿角霜，甘草，乌梅	扶木抑金，滋水涵木
戊	火太过	赫曦之纪	麦门冬汤	火气有余 金气不足 水气复	麦冬，淡竹叶，白芷，人参，钟乳石，紫菀，桑白皮，甘草，半夏，生姜，大枣	抑火救金，实土御水
己	土不及	卑监之纪	白术厚朴汤	土气不足 木气胜 金气复	白术，厚朴，炮姜，桂心，青皮，甘草，藿香，半夏	扶土抑木，安中泻金
庚	金太过	坚成之纪	牛膝木瓜汤	金气有余 木气不足 火气复	白芍，杜仲，牛膝，菟丝子，天麻，枸杞子，松节，木瓜，甘草，生姜，大枣	实木泻金，通达上下
辛	水不及	涸流之纪	五味子汤	水气不足 土气胜 木气复	五味子，巴戟天，鹿茸，附子，熟地，杜仲、生姜，山萸肉，盐	补水抑木，实土除湿
壬	木太过	发生之纪	苓术汤	木气有余 土气不足 金气复	白术，厚朴，草果，半夏，茯苓，青皮，甘草，生姜，大枣，炮姜	实土疏木，制金和中
癸	火不及	伏明之纪	黄芪茯神汤	火气不足 水气胜 土气复	黄芪，薏米，紫河车，茯神，远志，大枣，生姜	益火养心，御水实土

（二）六气时行民病证治方六首

正阳汤

子午之岁，少阴司天，阳明在泉，气化运行先天，民病关节禁固，腰痛，气郁而热，小便淋，目赤心痛，寒热更作，咳嗽，鼽衄，嗌干，饮发，黄疸，喘甚，下连小腹，而作寒中，宜正阳汤。

白薇　元参　川芎　桑白皮　当归　白芍　旋覆花　炙甘草各一钱
生姜五片

上剉，水煎服。

初之气，太阳加临厥阴，主春分前六十日有奇，民反周密，关节禁固，腰椎痛，中外疮疡。加枣仁、升麻。

二之气，厥阴加临少阴，主春分后六十日有奇，民病淋，目瞑目赤，气郁于上而热。加车前、茯苓。

三之气，少阴加临少阳，主夏至前后各三十日有奇，民病气厥心痛，寒热更作，咳喘，目赤。加麻仁、杏仁。

四之气，太阴加临太阴，主秋分前六十日有奇，民病寒热，嗌干，黄疸，鼽衄，饮发。加荆芥、茵陈。

五之气，少阳加临阳明，主秋分后六十日有奇，民乃康，其病温。依正方。

终之气，阳明加临太阳，主冬至前后各三十日有奇，民病肿于上，咳喘，甚则血溢，病生皮腠，内舍于心，下连少腹，而作寒中。加苏子。

缪问曰：少阴司天之岁，经谓热病生于上，清病生于下，水火寒热，持于气交。民病咳血、溢血、泄、目赤、心痛等症，寒热交争之岁也。夫热为火性，寒属金体，用药之权，当辛温以和其寒，酸苦以泻其热，不致偏寒偏热，斯为得耳。当归味苦温，可升可降，止诸血之妄行，除咳定痛，以补少阴之阴；川芎味辛气温，主一切血，治风痰饮发如神；元参味苦咸，色走肾而味及心，《本经》称其寒热积聚咸宜。三药本《内经》咸以软之，而调其上之法也。桑皮甘寒悦肺；芍药酸以益金；旋覆重以镇逆，本《内经》酸以收之，而安其下之义也。白薇和寒热，有维持上下之功，生姜、甘草一散一

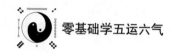

和，上热下清之疾胥愈矣。

初之气，太阳寒水加厥阴风木，民病关节禁固，腰膝痛，气郁而热，加枣仁之苦温，升麻之苦寒，以利其气郁，气利则诸痛自止。

二之气，厥阴风木加少阴君火，民病淋，目赤，加车前以明目，茯苓以通淋。

三之气，少阴君火加少阳相火，民病热厥心痛，寒热更作，咳喘，目赤，加麻、杏二味，一以开肺，一以润燥耳。

四之气，太阴湿土加太阴湿土，民病鼽衄，黄疸，嗌干，饮发。加荆芥入木泻火，止妄行之血；茵陈入土，主湿热之黄。藏器谓荆芥搜肝风，治劳渴、嗌干、饮发，均为专药。

五之气，少阳相火加阳明燥金，民病温，依正方。

终之气，阳明燥金加太阳寒水，民病上肿，咳喘，甚则血溢，加苏子以下气。传曰：刚克，柔克，真斯道之权衡也。

歌诀：

正阳汤里咸酸苦，君火司天交子午。

旋覆玄参桑白薇，芎归芍草姜同取。

备化汤

丑未之岁，太阴司天，太阳在泉，气化运行后天，民病关节不利，筋脉痿弱，或湿疠盛行，远近咸若，或胸膈不利，甚则浮肿，寒疟，血溢，腰椎痛，宜备化汤。

木瓜　茯神各一钱五分　牛膝　附子炮，各一钱二分半　熟地　覆盆子各一钱
甘草七分

上㕮咀，入姜五片，水煎服。

初之气，厥阴加临厥阴，主春分前六十日有奇，民病血溢，筋络拘强，关节不利，身重筋痿。依正方。

二之气，少阴加临少阴，主春分后六十日有奇，民乃和，其病瘟疠大行，远近咸若。去附子，加防风、天麻。

三之气，太阴加临少阳，主夏至前后各三十日有奇，民病身重，胕肿，胸腹满，加泽泻。

四之气，少阳加临太阴，主秋分前六十日有奇，民病腠理热，血暴溢，疟，心腹满热，胪胀甚则胕肿。依正方。

五之气，阳明加临阳明，主秋分后六十日有奇，民病皮腠。依正方。

终之气，太阳加临太阳，主冬至前后各三十日有奇，民病关节禁固，腰椎痛。依正方。

缪问曰：丑未之岁，阴专其令，阳气退避。民病腹胀胕肿、血溢、寒湿等症，寒湿合邪可知。夫寒则太阳之气不行，湿则太阴之气不运，君以附子大热之品通行上下，逐湿除寒，但阴极之至，则阳必伸，湿中之火逼血上行，佐以熟地凉沸腾之血，并以制附子之刚。覆盆味甘平，补虚续绝，强阳益阴。牛膝、木瓜治关节诸痛，即经所谓赞其阳火，令御其寒之大法也。茯苓除满和中，生姜、甘草辛甘温土，且兼以制地黄之腻膈，甘草并可缓附子之伤阴，谓非有制之师耶。

初之气，厥阴风木加厥阴风木，民病血溢，筋脉拘强，关节不利，身重筋痿，依正方。

二之气，少阴君火加少阴君火，民病温疠，故去附子之热，加防风甘温以散邪，天麻熄风以御火。

三之气，太阴湿土加少阳相火，民病身胕肿满，故加泽泻，以逐三焦停湿。

四之气，少阳加太阴；五之气，阳明加阳明；终之气，太阳加太阳，俱依正方。抑其太过，扶其不及，相时而定，按气以推，非深心于阴阳之递嬗，药饵之工劣，乌足以语此。

歌诀：

备化汤年临丑未，司天湿土太阴居。

覆盆茯膝瓜甘地，赞火御寒姜附胥。

升明汤

寅申之岁，少阳司天，厥阴在泉，气化运行先天，民病气郁热，血溢，目赤，咳逆，头疼，呕吐，胸臆不利，燥渴，聋瞑身重，心痛，疮疡，烦燥，宜升明汤。

紫檀　车前子　青皮炒　半夏　酸枣仁　蔷薇　甘草各一钱

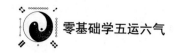

上判,入姜五片,水煎服。

初之气,少阴加临厥阴,主春分前六十日有奇,温病乃起,其病气怫于上,血溢,目赤,咳逆,头痛,血崩,胁满,肤腠中疮。加白薇、元参。

二之气,太阴加临少阴,主春分后六十日有奇,民乃康,其病热郁于上,咳逆,呕吐,疮发于中,胸嗌不利,头痛,身热昏愦,脓疮。加丁香。

三之气,少阳加临少阳,主夏至前后各三十日有奇,民病热中,聋瞑,血溢,脓疮,咳呕,鼽衄,渴,嚏欠,喉痹,目赤,善暴死。加赤芍、漏芦、升麻。

四之气,阳明加临太阴,主秋分前六十日有奇,民气和平,其病满身重。加茯苓。

五之气,太阳加临阳明,主秋分后六十日有奇,民避寒邪,君子周密。依正方。

终之气,厥阴加临太阳,主冬至前后各三十日有奇,民病关闭不禁,心痛,阳气不藏而咳。加加五味子。

缪问曰:是岁上为相火,下属风木,经谓风热参布,云物沸腾,正民病火淫风胜之会也。枣仁味酸平,《本经》称其治心腹寒热邪结,熟用则补肝阴,生用则清胆热,君之以泻少阳之火。佐以车前之甘寒,专泻肝家风热,上治在天之因,下疗在泉之疾,一火一风,咸赖此耳。紫檀为东南间色,寒能胜火,咸足柔肝,又上下维持之圣药也。风木主令,害及阳明,呕吐血溢,俱肝木冲胃所致。蔷薇为阳明专药,味苦性冷,除风热而散疮疡,兼清五脏客热,合之青皮、半夏、生姜,平肝和胃,散逆止呕,甘草缓肝之急,能泻诸火,理法兼备之方也。是年药例,宜咸,宜辛,宜酸,咸从水化则胜火,辛从金化则平木,风火相煽,尤赖酸以收之,即经所谓渗之,泻之,渍之,发之也。渗之是利小便,泻之是通大便,渍之是行水,发之是出汗,平平数药,无微不入矣。

初之气,少阴君火加厥阴风木,候乃大温,民病温,血溢,血崩,咳逆,头痛,胸满,疮疡。故加白薇苦咸之品,主风温灼热,以清血分之邪。元参苦寒以除气分之热。

二之气,太阴湿土加少阴君火,民病热郁,呕吐,胸膺不利,身热,脓疮。加丁香解脾止吐。

三之气，少阳相火加少阳相火，民病热中，干呕，衄血，聋瞑，目赤，喉痹，善暴死。加赤芍酸寒，以清血分之热。漏芦之咸寒，以清气分之邪。盖漏芦能通小肠消热毒，且治目赤也。升麻散火邪。

四之气，阳明燥金加太阴湿土，民病胸满，身重。加茯苓利湿泄满。

五之气，太阳加阳明，不用加减。

终之气，厥阴加太阳，阳气不藏而咳。加五味之酸以敛之。

歌诀：

升明汤治寅申岁，相火司天木在泉。

酸枣蔷薇青与草，檀香姜夏共车前。

注：按原著云：治法宜咸寒平其上，而王旭高认为上方中仍无咸寒之药，是把紫檀错认为檀香，故歌诀中无紫檀之名。下文审平汤的歌诀中亦是如此。

审平汤

卯酉之岁，阳明司天，少阴在泉，气化运行后天，民病中热，面浮，鼻肿，鼽嚏，小便黄赤，甚则淋。或疠气行，善暴仆振栗，谵妄，寒疟，痈肿，便血，宜审平汤。

远志　紫檀香各一两五钱　天门冬　山茱萸各一钱二分半　　白术　白芍药
甘草各一钱

上剉，入姜五片，水煎服。

初之气，太阴加临厥阴，主春分前六十日有奇，民病中热胀，面目浮肿，善眠鼽衄，嚏欠，呕，小便黄赤，其则淋。加茯苓、半夏、紫苏。

二之气，少阳加临少阴，主春分后六十日有奇，病大至，民善暴死。加白薇、元参。

三之气，阳明加临少阳，主夏至前后各三十日有奇，民病寒热。去白术、远志、萸肉，加丹参、车前。

四之气，太阳加临太阴，主秋分前六十日有奇，民病暴仆振栗，谵妄，少气，嗌干引饮，及为心痛，痈肿疮疡，疟寒之疾，骨痿，血便。加枣仁、车前。

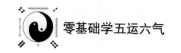

五之气，厥阴加临阳明，主秋分后六十日有奇，民气和。依正方。

终之气，少阴加临太阳，主冬至前后各三十日有奇，民乃康平，其病温。依正方。

缪问曰：阳明司天，阳专其令，炎暑大行，民见诸病，莫非金燥火烈见端。治宜以咸以苦以辛，咸以抑火，辛苦以助金，故君以天冬，苦平濡润，化燥抑阳，古人称其治血妄行，能利小便，为肺家专药，有通上彻下之功。金不务德，则肝必受戕，萸肉补肝之阳，白芍益肝之阴，但火位乎下，势必炎上，助燥滋虐，为害尤烈。妙在远志，辛以益肾，能导君火下行，佐紫檀之咸，以养心营，且制阳光上僭、面肿便赤等症，有不愈者哉？甘草润肺泻心，运气交赖，力能大缓诸火，佐白术以致津，合生姜以散火，配合气味之妙，有非笔舌所能喻者。

初之气，太阴湿土加厥阴风木，民病面浮，呕吐。加茯苓、半夏利水和脾，紫苏补中益气。

二之气，少阳相火加少阴君火，民病寒热，善暴死，加白薇之苦咸以治寒热，元参之苦寒以泻三焦之火。

三之气，阳明燥金加少阳相火，燥热相合，故去白术之燥、远志之破泄、萸肉之补阳，加丹参之苦寒以治寒热，佐以车前益肾导火。

四之气，太阳寒水加太阴湿土，民病谵妄少气、骨痿等症。加枣仁入心以育神，车前入肾以治痿。

五之气，厥阴加阳明；终之气，少阴加太阳，俱不用加减，成法可稽，兹不复赘。

歌诀：

审平汤方治燥淫，司天卯酉属阳明。

檀香远志山萸肉，白术天麦芍药并。

甘草生姜同入剂，扶金抑火令其平。

静顺汤

辰戌之岁，太阳司天，太阴在泉，气化运行先天，民病身热，头痛，呕吐，气郁，中满，瞀闷，足痿，少气，注下赤白，肌腠疮疡，发痈疽，宜静顺汤。

白茯苓　木瓜各一钱二分半　附子炮　牛膝各一钱　防风　诃子　干姜炮

甘草炙，各七分半

上㕮，作一贴，水煎服。

初之气，少阳加临厥阴，主春分前六十日有奇，民乃疠，温病乃作，身热，头痛，呕吐，肌腠疮疡。去附子，加枸杞。

二之气，阳明加临少阴，主春分后六十日有奇，民病气郁中满。仍加附子。

三之气，太阳加临少阳，主夏至前后各三十日有奇，民病寒，反热中，痈疽，注下，心热瞀闷。去姜、附、木瓜，加人参、枸杞、地榆、生姜、白芷。

四之气，厥阴加临太阴，主秋分前六十日有奇，民病大热，少气，肌肉萎，足痿，注下赤白。加石榴皮。

五之气，少阴加临阳明，主秋分后六十日有奇，民乃舒。依正方。

终之气，太阴加临太阳，主冬至前后各三十日有奇，民乃惨悽，孕死。去牛膝，加当归、白芍、阿胶。

缪问曰：太阳司天之岁，寒临太虚，阳气不令，正民病寒湿之会也。防风通行十二经，合附子以逐表里之寒湿，即以温大阳之经。木瓜酸可入脾之血分，合炮姜以煦太阴之阳。茯苓、牛膝导附子专达下焦。甘草、防风引炮姜上行脾土。复以诃子之酸温，酸胃助脾之运，且赖敛摄肺金，恐辛热之僭上刑金也。

初之气，少阳相火加厥阴风木，故去附子之热，且加枸杞之养阴。

二之气，阳明燥金加少阴君火，大凉反至，故仍加附子以御其寒。

三之气，太阳寒水加少阳相火，民病寒，反热中，痈疽，注下，不宜酸温益火，故去姜、附、木瓜。热伤气，加人参以益气；热伤血，加地榆以凉血；枸杞益营，生姜悦卫，白芷消散外疡。

四之气，厥阴风木加太阴湿土，风湿交争，民病足痿，痢下赤白，加石榴皮甘酸温涩，且治筋骨腰脚挛痛，并主注下赤白。

五之气，少阴君火加阳明燥金，民病乃舒，舒之为言徐也，无有他害，故依正方。

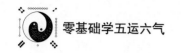

终之气，太阴湿土加太阳寒水，民病惨悽，一阳内伏，津液为伤，去牛膝破血之品，加归、芍入肝以致津，阿胶入肾以致液，丝丝入扣，世谓司天板方，不可为训，冤哉。

歌诀：

静顺汤医辰戌年，太阳寒水是司天。

附姜茯膝木瓜草，诃子防风八味全。

随气初终加减服，扶其不胜抑其偏。

敷和汤

巳亥之岁，厥阴司天，少阳在泉，气化运行后天，民病中热，而反右胁下寒，耳鸣，掉眩，燥湿相胜，黄疸，浮肿，时作温厉，宜敷和汤。

半夏　五味子　枳实　茯苓　诃子　干姜炮　陈皮　甘草炙，各一钱　枣仁

上剉，入枣二枚，水煎服。

初之气，阳明加临厥阴，主春分前六十日有奇，民病寒于右之下。加牛蒡子。

二之气，太阳加临少阴，主春分后六十日有奇，民病热于中。加麦冬、山药。

三之气，厥阴加临少阳，主夏至前后各三十日有奇，民病泣出，耳鸣、掉眩。加紫菀。

四之气，少阴加临太阴，主秋分前六十日有奇，民病黄疸而为胕肿。加泽泻、山栀。

五之气，太阴加临阳明，主秋分后六十日有奇，寒气及体。依正方。

终之气，少阳加临太阳，主冬至前后各三十日有奇，人乃舒，其病瘟疠。依正方。

缪问曰：风木主岁，经谓热病行于下，风病行于上，风燥胜复行于中，湿化乃行，治宜辛以调其上，咸以调其下，盖辛从金化，能制厥阴，咸从水化，能平相火。揆厥病机，或为热，或为寒，耳鸣、浮肿、掉眩，温疠，病非一端，方如庞杂，然其用药之妙，非具卓识，何从措手哉？此方是配合气味法，论其气，则寒热兼施；论其味，则辛酸咸合用。有补虚，有泻实，其大要不过泻火平木而已。半夏辛能润下，合茯苓之淡渗，祛湿除黄。枣仁生

用，能泻相火。甘草功缓厥阴，风在上，以甘酸泄之，火在下，以五味子之咸以制之。《别录》载五味有除热之功，非虚语也。炮姜温右胁之冷；枳实泄脾藏之湿；橘皮、诃子醒胃悦脾，无邪不治矣。

初之气，阳明燥金加厥阴风木，民病右胁下寒。加牛蒡辛平润肺，导炮姜至右胁以散其寒。

二之气，太阳寒水加少阴君火，民病热中。加麦冬以和阳，山药以益土。

三之气，厥阴风木加少阳相火，民病泣出、耳鸣、掉眩，木邪内肆也。加紫菀清金平木。

四之气，少阴君火加太阴湿土，民病黄疸、胕肿。加泽泻以逐湿，山栀以清湿中之热。

五之气，太阴加阳明；终之气，少阳加太阳，并从本方。

歌诀：

厥阴巳亥用敷和，风木司天土病多。

橘半草苓姜味枳，枣仁诃子九般哦。

小结：子午少阴君火司天，正阳汤主之；丑未太阴湿土司天，备化汤主之；寅申少阳相火司天，升明汤主之；卯酉阳明燥金司天，审平汤主之；辰戌太阳寒水司天，静顺汤主之；巳亥厥阴风木司天，敷和汤主之。

地支六方

地支	岁气		主方	运气病机	主药	治则
子午	少阴司天	阳明在泉	正阳汤	水火寒热	白薇，玄参，川芎，桑白皮，当归，白芍，旋覆花，炙甘草，生姜	清上温下
丑未	太阴司天	太阳在泉	备化汤	寒湿合邪	木瓜，茯神，牛膝，炮附子，熟地，覆盆子，甘草，生姜	强阳益阴
寅申	少阳司天	厥阴在泉	升明汤	火淫风胜	紫檀，车前子，青皮，半夏，酸枣仁，蔷薇，甘草，生姜	降火平木
卯酉	阳明司天	少阴在泉	审平汤	金燥火烈	远志，紫檀，天门冬，山茱萸，白术，白芍，甘草，生姜	化燥抑火
辰戌	太阳司天	太阴在泉	静顺汤	寒湿交会	茯苓，木瓜，炮附子，牛膝，防风，诃子，炮干姜，炙甘草	温阳逐湿
巳亥	厥阴司天	少阳在泉	敷和汤	风火相煽	半夏，五味子，枳实，茯苓，诃子，炮干姜，陈皮，炙甘草，酸枣仁，大枣	平木泻火

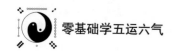

（三）运气方的含义

十六首司天方是十六个套路，只要用运气思维把握运气病机，时方、经方皆为运气方。笔者有幸师从顾植山教授，学习并应用运气方，在治疗疑难重症方面，常收到意想不到的效果。

运气方有广义和狭义之分，所谓狭义"运气方"，指陈无择《三因极一病证方论》中记载的十六首方，即常说的三因司天方，五运共十方，六气共六方，十六首司天方组方严谨。历代医家均重视五运六气理论，《素问·六节藏象论篇》云："不知年之所加，气之盛衰，虚实之所起，不可以为工矣。"广义的"运气方"，指除三因司天方外，在某一运气时段下，把握运气病机，按运气思路运用的药方。不论时方、经方，只要是把握运气病机，按运气思路运用的方，皆为"运气方"。在常规辨证下，有其证用其药，当无证可辨或脉证不符时，依据运气思维应用经方、时方，多能奏效神速。跟诊顾老师时，笔者常见到老师用血府逐瘀汤治疗早醒（按六经病欲解时，病在少阳）、黄连阿胶鸡子黄汤治疗入睡困难（按六经病欲解时，病在少阴）、补肝剂治疗木气不足引起的晨起乏力、头晕各种不适等，临床应用不胜枚举。

譬如：2017丁酉年，阳明燥金司天，逢三之气时阳明燥金加临少阳相火，燥热偏盛，燥极而泽，全国多地出现洪涝，又燥热耗气，当时病人多表现为湿、热兼气虚之象，选用李东垣的清暑益气汤治之，符合当时燥湿相兼、燥热并存兼气虚的运气病机，故收效神速。顾老师常用《伤寒论》中小建中汤治疗上午乏力伴胃脘不适诸症。太阳太阴同病，小建中汤有阳旦汤之义，可升提阳气；同时，太阳和太阴为双开，小建中汤可以开太阳以开太阴。上述两方均可称为运气方。

顾植山教授认为，把五运六气看作六十干支的简单循环周期，仅据天干地支去推算某年主某方，这样的机械推算显然是不科学的，是违背《黄帝内经》运气学说精神的。基于运气病机理论运用运气方，必须做到"必先岁气，无伐天和""因时制宜，随机达变"，唯此方能圆机活法，受用临床。

三、龙砂开阖六气针法

龙砂开阖六气针法（下文简称"六气针法"）是由宝鸡市中医医院王凯军主任在龙砂医学流派代表性传承人顾植山教授三阴三阳开阖枢理论指导下始创，又经龙砂团队在推广应用中不断丰富完善而形成的一种针刺治疗方法。该疗法充分运用五运六气思维模式，执简驭繁，操作简便，易学易用，疗效可靠，且起效迅捷，临床应用范围广，经临床反复验证，可重复性极强。

六气针法的理论依据是开阖枢理论。三阴三阳开阖枢理论符合自然界事物运动变化的基本规律。阴阳各有开阖枢，形成六气，调节气机的升降出入运动，维持人与人、人与自然之间的协调关系。此外，六气的循行与经络之间存在紧密关联性，开阖枢理论可有效指导针法的应用。

王凯军老师一开始是在人体腰骶部按照三阴三阳部位行火针治疗，取得很好效果，后在"人身无处不太极"思想启发下扩大应用到全身，尝试在人体以任意一点为中心画出一个三阴三阳开阖变化的圆进行治疗，又在实践应用中感到在头顶部应用该法最为有效且简便实用，另外可取腹部、病灶部等部位。右侧是以头顶部为例的六经分布示意图。

应用六气针法的注意事项包括以下几点。

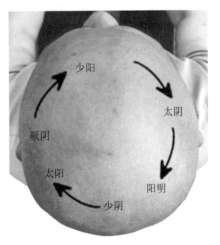

头顶部六经分布图

（一）辨对机，选好点

依据三阴三阳开阖枢理论，运用六气指导六经辨证，把握好运气病机，辨病在哪条经，按照顾氏三阴三阳开阖枢图选择相应的部位进针。

随着临床应用的不断推广，顾老师建议弟子在针刺前先循经找到敏感点，然后施针，顾老师认为这样操作临床效果更佳，而这一论断也在临床中得以验证。治疗时选经可单选双开（太阳，太阴），或双阖（厥阴，阳明），或双枢（少阴，少阳），根据病情需要，也可综合应用，有时取一经即可显效。

（二）针刺方法和方向

针法为斜刺或平刺，下针方向为圆的切线方向，多选用1寸、1.5寸平柄针，透针的时候可以选2寸的针。每经一般下针1根。针刺方向如下图所示。

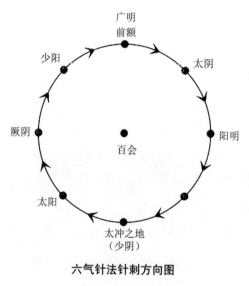

六气针法针刺方向图

（三）坐姿和取针部位

病人取坐姿位，面南而坐，以百会穴为中心，少阳经在东南位，太阴经在西南位，少阴经在北方位，太阳经在东北位。厥阴经和阳明经分别在头部左右两侧。如左图所示。

（四）引经针

为加强某一经的功效，可在百会穴处加用1根针，将下针的方向指向该条经，此谓引经针。

（五）留针时间

留针时间一般为30分钟至1小时，病情复杂者也可延长至数小时。留针期间观察病情变化。

（六）治疗疗程

无明显固定疗程，根据病情需要，有的治疗一次即可，有的可隔日或数日治疗一次，病情严重或病情复杂者，可每日治疗一次，1周一个疗程。

六气针法在临床中简便易行，见效神速，广泛应用于临床各科，可单用针法，也可针药结合应用。根据开阖枢理论，把握运气病机，选经施针，常常一针见效，疑难杂症要随病机用之。如遇到实证呃逆病人，单针阳明即可奏效；感冒初期于上午发热的病人，单针太阳热即退。全国各地乃至瑞士，国内外众多龙砂弟子应用六气针法治疗疑难杂症、危重症的验案数不胜数，该疗法为我们临床治疗疾病又开辟了一条新途径。顾老师临诊时指出，遵循开阖枢理论，取针和用方的思路是一致的，其义重在调人体气机的运动，从而达到和谐的状态。五运六气是大道，针和方是法，无论是用方药还是用六气针法都是向道而行，道法自然。

四、龙砂膏方养生治未病

中医学认为，人与自然节律同步是健康的基本状态。反之，人与自然不同步，天人不相应，是产生疾病的主要原因。所以，大健康的基础就是天人合一。随着医学模式的转换，以治病为中心的发展模式现已转换为以健康为中心的发展模式，可见真正的大健康不再是"无病即健康"，而是不仅要做到身心健康，还要人与自然和谐，即"天人合一"。养生治未病是顺应自然规律，实现大健康的基础，而龙砂膏方重在养生治未病。

（一）养生治未病

《素问·上古通天论篇》云："上古之人，其知道者，法于阴阳，和于术数，食饮有节，起居有常，不妄作劳，故能形与神俱，而尽终其天年，度百岁乃去。"

古人重视养生治未病，指出要顺应四时，顺从阴阳变化规律，在未病之先坚持养生，不要背道而驰。《素问·四气调神大论篇》曰："是故圣人不治已病治未病，不治已乱治未乱，此之谓也。夫病已成而后药之，乱已成而后治之，譬犹渴而穿井，斗而铸锥，不亦晚乎？"明确指出了治未病的重要性。

治未病，并不单是指常说的未病先防、既病防变、瘥后防复，这三防还是以疾病为中心，预防疾病的发生，真正的养生治未病，不是关注疾病的发生，而是一种调理策略，其目的是达到人和自然的和谐统一，促进健康发展。

（二）龙砂膏方的特色

吃膏方是江浙一带的民俗，在养生治未病领域充分发挥了中医药的特色

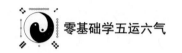

优势。膏剂不单是中药丸、散、膏、丹、酒、露、汤、锭八大剂型之一，还具有深邃的中医文化内涵，而龙砂膏方是以养生治未病为主要目的所特制的中药膏剂，又称"膏滋药"，顺应"冬至一阳生"，强调冬至时服用，不同于普通的膏剂。

发源于江苏江阴龙山、砂山地区的龙砂医学流派，具有源远流长、文化底蕴深厚、流派风格独特、学术特点明显、重视传承教育等特点。重视《黄帝内经》五运六气理论的临床运用，结合辨体质和运用三阴三阳"开阖枢"理论指导经方的应用，基于肾命理论运用膏方养生治未病，为该流派的三大主要学术特色。龙砂医学流派重视膏方在养生治未病领域的作用，在江南地区倡议和推动了膏方民俗。龙砂医学流派代表性传承人顾植山教授为膏方做了正本清源的梳理，体现了膏方的原创思维。

1. 膏方不等于膏剂

在中药制剂中，将中药材加工制成的像动物的油脂一样细腻稠厚的半流体状物称为"膏剂"。膏剂仅是中医八种剂型之一，如常说的益母草膏、枇杷膏，但膏方不等同于膏剂。膏方在剂型上同膏剂，但膏方的理论基础是肾命理论及养生治未病，注重命门学说，结合"冬至一阳生"思想，讲究从冬至开始服用。吃膏方有其特殊的文化内涵，不同于现在流行的"四季膏方"，主要目的不是治病（治已病），而是养生调体（治未病）。

2. 膏方的源流

江南民间冬令用作调补的"治未病"的膏，习称"膏滋药"，民间服用膏方进补的民俗范围主要是江南苏锡常沪和浙北地区，环太湖的龙砂文化区是膏方民俗的中心，龙砂膏方为中医膏方之源头，最能体现膏方的民俗文化内涵。

宋金元时期是膏方的奠基阶段。宋代理学阐发了太极阴阳，元明医家运用河洛太极学说对"命门"概念进行了阐述和发挥。宋末元初大学者陆文圭集两宋学术的大成，其传承的两宋太极河洛和五运六气思想，为明清肾命学说的嚆矢，也是膏方民俗的理论基础，奠定了龙砂医学文化基础，影响了江浙广大地区，他也因此被学界推崇为"东南宗师"。

明清时期是膏方的发展阶段。膏方主要在江浙一带发展、流行，明清医家结合五运六气"冬至一阳生"思想，形成了冬令服用膏方的民俗。清代晚期是膏方发展的极盛期，膏方的应用范围不断扩大延展，其补虚调养、健体延年的功效被大众所接受，冬令进补膏方在江浙一带广大民众中十分流行。江阴致和堂、杭州胡庆余堂等老字号的膏方药店在这一时期出现。

膏方的兴起阶段。改革开放以后，膏方逐渐兴起。龙砂医学流派代表性传承人顾植山教授全面继承了龙砂膏方的学术宗旨，依据肾命理论，结合冬藏精思想，运用龙砂膏方养生调理治未病，并在膏方的制作方面回归了传统制法，传承了柳宝诒的"致和堂膏滋药制作技艺"（该技艺被列入国家第三批非物质文化遗产名录）。

3. 龙砂膏方的优势特色

《素问·至真要大论篇》指出，"谨察阴阳所在而调之，以平为期"。作为养生治未病的龙砂膏方以平为期，以喜为补，具有口味怡人、药力缓和、稳定持久、便于吸收等优势。民间流行谚语"冬令进补，来春打虎"，冬季寒冷，是收藏精、气、神的黄金时节，阳气潜藏，多静少动，能养精蓄锐，强壮骨髓。龙砂膏方强调顺应冬至一阳生的气化特点遣方用药，并讲究从冬至开始服用，又称"奉生膏滋方"，体现了膏方的原创思维，具有四大特色。

（1）顺应"冬至一阳生"，注重培补命门。

冬至时阳气始升，位于少阴位，也是封藏之时，遵循春生、夏长、秋收、冬藏的规律，此时服用膏方，既可养精蓄锐，又能助阳化气，促进来年新的升发之力。冬季阳气潜藏，万物多静少动，人类亦要顺应自然，藏精纳气，培补命门。人体精气旺盛，精力充沛，筋骨强劲，才能抗御病邪。"冬不藏精，春必病温"，《黄帝内经》有"藏于精者，春不病温"之说。冬至开始服用膏方，如同给植物的种子上基肥，有了基肥，种子才能吸收更多的养料，春天才能更好地萌芽。很多病人服用膏方后，第二年就很少出现感冒，旧病不发或即使发病也病势轻微。

（2）讲究阴阳互根，阴中求阳，阳中求阴。

张景岳于《景岳全书》中述："善补阳者，必于阴中求阳，则阳得阴助而生化无穷；善补阴者，必于阳中求阴，则阴得阳升而泉源不竭。"阳气的功能活动需要以阴精为物质基础，阳气得到阴精的资助而生生不息；阴精的不断化生需要阳气的推动、温煦，阴精得到阳气的鼓动、气化而源源不绝。阴阳的互根关系参照顾氏三阴三阳太极时相图比较容易理解，阴阳是一种事物运动变化状态中的两种象态，阳气盛极就要以种子的形式潜藏于北方少阴位，阴是阳的另一种表现形式，"阳化气""阴成形"，阴阳互根协调完成一种事物的运动。王冰注释《素问·至真要大论篇》曰："益火之源，以消阴翳；壮水之主，以制阳光。"指出了阴阳调治的法则，开具膏方时常用到左归丸、右归丸之义即是如此。

（3）结合五运六气，随运立方。

龙砂膏方依据不同年运气特点灵活选方用药的思路，要求医者在司天、司人、司病证的中医诊疗体系下，司五运六气，合理选用运气方，包括经方和时方。16个司天方是龙砂膏方常用的基础方，临床中须结合因时、因地、因人三因制宜原则灵活组方，注重一人一时一方。龙砂膏方不同于一般的膏方，更注重个性化开方，量体裁衣。

（4）注重熬膏技艺，制作工艺精良。

用作冬令进补的膏滋方不仅仅是一种制剂形态，在江浙一带还是一个约定俗成的有特定概念的民俗，具有天人相应和治未病方面的特殊含义。龙砂地区的广大群众和医药工作者，经数百年传承，在膏滋药的使用和制作方面积累了非常丰富的经验，晚清时期龙砂医学流派的代表医家柳宝诒先生的"致和堂膏滋药制作技艺"成为国家首个膏滋药制作方面的国家级非物质文化遗产。顾植山老师不仅告诫弟子要开好膏方，而且要求制膏时严格按照致和堂膏滋药制作技艺规范纯手工制作。致和堂膏滋药制作技艺对炼蜜、炼糖、熔胶都有严格的要求，膏滋药制作流程复杂，包括备药、浸泡、煎煮、压榨、过滤等，煎煮次数不少于3次，煎煮时间不低于7小时，包括贵重药品的处理及加入时间，每个步骤都要做到严谨有序。这样制作出来的膏方不仅出膏率高，而且可以存放很长时间，有的放置数十年也不出现霉变。

纯手工制作出的龙砂膏方馨香沁脾、锃亮鉴影，油润如玉、柔韧若脂，摇不起涎、压不染指，入口似饴、呷之透体，可谓"药材道地、炮制得法、用药精准、工艺纯和"。一料好的膏方不仅取材要好，制作工艺也不容忽视。

4. 龙砂膏方的组方特点

（1）审象握机，随运定方。

开具膏方时，须综合诸象分析把握运气病机，"必先岁气，无伐天和"，确定一个或几个运气方作为基础方（也称打底方）。龙砂膏方遵循方剂君、臣、佐、使的配伍原则，按照运气变化规律把握运气病机确定的主方即是君方，臣、佐、使作为君方的配合，可以是几味药，也可以是几个方的组合。

（2）注重助阳化气。

根据冬藏精思想，开具膏方时除了选用养精蓄锐药物，还根据病人个人体质情况，加入助阳化气的中药，如黄芪、桂枝等。

（3）合理选用胶类及辅料。

龙砂膏方胶类的用量一般不超过250g，偏于温阳则鹿角胶多于龟甲胶，偏于滋阴则龟甲胶多于鹿角胶；阿胶量一般为95~125g，小儿酌减。辅料的选择因人而异，如病人患有糖尿病则选用元贞糖等。

（4）动静结合，醒脾助运。

龙砂膏方按照三阴三阳开阖枢理论，"春夏养阳，秋冬养阴"，顺应自然规律，动静结合；适当加入醒脾助运中药，以防滋腻碍胃。

（5）处方精简，标注鲜明。

龙砂膏方不同于一般膏方之处在于处方精简，标注鲜明，一料膏方中药品种多在25~35味，膏方中需要用到的贵重品及特殊处理的药物，一般集中写于方首，便于制膏师加工制作，也不易遗漏。各种胶类用黄酒炖，各种参类单独炖煮，先煎后下等特殊制法在药物后明确标注。

龙砂膏方注重一人一时一方，提倡冬至开始服用，强调服膏的时间节点也是抓"七损八益"时机的具体实践，其本质是顺应阳生化气之势能。冬服膏滋药就是顺应自然规律，在阴极阳生之时服用一些培补命门和助阳化气的药物，以利于肾藏精化气，加强命门元精的储备，提升人体来年春天新一轮的化气升发。

五、预测、防治疫病

五运六气思想可用于指导预测、防治疫病。

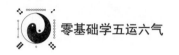
（一）顾植山老师对疫情的精准预测

顾植山老师承担国家五运六气相关课题的研究以来，先后对 SARS（严重急性呼吸综合征）、手足口病、甲型 H_1N_1 流感、禽流感等疫情做出了准确的预测。

2003 年 SARS：顾老师预测五月下旬疫情结束。5 月 20 日全国 SARS 发病报告为零。

2009 年手足口病、甲型 H_1N_1 流感：顾老师在 3 月 24 日第二次预测报告中指出，发生疫情的可能性极大。事实上也暴发了手足口病、甲型 H_1N_1 流感。

2013 年 H_7N_9 型禽流感：2013 年 4 月 4 日，顾老师领导的课题组首次做出对 H_7N_9 型禽流感疫情形势的分析预测报告，报告认为这次"只是小疫情，来得快，去得快，不会演变为大疫情"。预测意见发表在 2013 年 4 月 8 日的《中国中医药报》。第二次预测认为 2013 年 4 月中旬 H_7N_9 型禽流感将进入高发期，事实上疫情蔓延至福建、湖南、安徽、河南、北京等省市。4 月 17 日，顾老师撰写了《从五运六气分析 H_7N_9 禽流感的中医药防治》一文（发表于2013 年 4 月 19 日的《中国中医药报》），文中准确预测 H_7N_9 型禽流感疫情 5 月 5 日立夏后可望消退。5 月 5 日立夏后，疫情如期消退，实际情况完全符合预测意见。

2017 年 2 月 3 日，顾老师课题组的预测报告中提出，"2017 丁酉年春天易发生一些疫情，但还不至于形成大疫。初之气（自丙申年大寒至丁酉年春分），主位少角木，客气太阴湿土。从大寒交运以后的气象情况看，丙申年的伏火逐渐消退，丁酉的司天阳明燥金和初之气的客气太阴湿土基本到位，运气趋势向好。估计发生于 2016 年底的禽流感等疫情将趋缓和。"2 月中旬，各媒体报道 H_7N_9 型禽流感疫情进入高发期。2 月 24 日，国家卫生和计划生育委员会网站发布《进一步加强联防联控　抓好防控措施落实　我国 H_7N_9 疫情趋于稳定》一文，文中说："2017 年 2 月 13 日—2 月 23 日，我国内地 11天累计报告 H_7N_9 病例 35 例，其中死亡 7 人，疫情趋于稳定。"疫情实际情况完全符合顾老师预测。

（二）2017 丁酉年冬在运气理论指导下运用中药治疗流感突显奇效

2017 丁酉年冬暴发流感，笔者跟诊顾老师，见顾老师及龙砂医学流派的众多传承人治疗流感，病人大多服药一剂甚而半剂即热退身安。兹举见闻数则如下。

2017 年 12 月 25 日，顾老师一个弟子的 4 岁的儿子得了流感，顾老师为其处方葳蕤汤，数日后该弟子在微信群中分享说，"前段时间老师给我家小儿子开了葳蕤汤，可惜小儿子喝了就吐了，老师又开了《金匮要略》中的麦门冬汤，降逆止呕，效果很好。没过几天，我的大儿子高热到 39.7℃，我就在顾老师给我小儿子开的葳蕤汤药物剂量的基础上加了点量给大儿子喝，次日大儿子体温降至 37.6℃，第三日又喝了 1 剂，热彻底退了，效果很好！"

2018 年 1 月 15 日，中国中医科学院西苑医院的张晋主任（顾老师的弟子）发微信说："我的最新病例。我儿子昨晚发热至 39℃，我下飞机后直接到医院拿了 3 剂千金葳蕤汤，处方为：玉竹 30 克，生麻黄 6 克，白薇 12 克，羌活 6 克，杏仁 6 克，川芎 6 克，生甘草 10 克，石膏 30 克，甘菊花 12 克，白芷 6 克，桔梗 6 克，木蝴蝶 6 克。当天晚上儿子服了半剂，今晨测得体温 37.6℃。又服了半剂，测得体温 37℃。整个病程没有用一片西药。" 1 月 15 日那天张主任自己也发热了，服用了她儿子剩下的 1 剂药，也很快好了，未耽误第二天上班。

2018 年 1 月 15 日，顾老师另一位弟子在张主任发的微信下说："我也用葳蕤汤治了一个孩子，也是一剂热退。"

2018 年 1 月 18 日，一位朋友在微信朋友圈留言说："中国的中医学真是太神奇、太伟大了。三天前我开始发热，体温在 38℃上下，最高到 39℃，在深圳时去了两家医院，做了四次雾化，吃了最好的药，但体温降下去一会儿后又上来了。可今天是离开香港去迪拜的日子，如果今天再不退热的话，到了香港机场就会被'退货'。万般无奈之下，我昨天晚上紧急求助于千里之外的老友——中医名家顾植山教授，他用微信发来药方（葳蕤汤原方）。昨天晚上 9 点半，儿媳妇从中药店抓药回来，然后熬药到 11 点，我喝了药。今天早上起床后，我感觉神清气爽，现在已在香港机场等待登机了。感恩伟

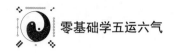

大、悠久的中医学！"

类似这样的信息数不胜数。

下面举一则我本人的验案。

孔某，男，13岁，2017年12月30日初诊。病人发热1天。体温38.7℃，乏力懒言，口干，纳差，二便可，舌红，苔白，脉左细弦，右细弱。

处方：肥玉竹15克，东白薇6克，羌活片9克，苦杏仁12克，大川芎10克，生石膏30克，炒甘草9克，玉桔梗12克，剖麦冬12克，净麻黄9克。3剂。

随访：服药半剂热退，患儿精神转佳，病愈。

体会：对流感的治疗，与西医退热药物或抗生素相比，在运气理论指导下用中药治疗的效果明显要好很多，尤其是按中医"冬温"用葳蕤汤治疗，退热迅速且不易反复，不遗留咳嗽、乏力等症状，值得大力推广。"冬不藏精，春必病温"，2017丁酉年冬行春令，精气失藏，阳明燥金司天，燥金内灼阴津，可参考朱肱《活人书》所用葳蕤汤（不是方剂教科书所载的《通俗伤寒论》的加减葳蕤汤）治疗。《活人书》曰："冬温……此属春时阳气发于冬时，伏寒变为温病……宜葳蕤汤。"（当时龙砂弟子临床已试用较多病例，确认病人服药后高热当天可降，一般2~3天可痊愈。方中青木香可不用，需注意白薇量大时可能致吐，也可用姜汁炒后使用。）

（三）2018戊戌年初顾植山老师对疫病证候特点的分析和治疗方法的建议

第一，顾老师认为2018年初的流感属于冬温，可按冬温进行辨机论治。因为2018年年初气候偏燥，受丁酉年阳明燥金司天影响，2018戊戌年初之气客气少阳相火加临厥阴风木，中见太徵火运，《素问·气交变大论篇》云"气乃大温，草乃早荣，民乃疠，温病乃作"，这是产生疫情的运气时段。

第二，2017丁酉年末少阴君火加临太阳寒水，此时疫病初起往往可出现表寒里热症状，若身痛明显者，可考虑用九味羌活汤寒热表里同治。若只是治表寒或单纯清里热，有可能热退了病没有好，留下咳嗽等后遗症状。

如2012年春寒明显，初之气的少阳相火被郁，外寒内热，一般医生偏重于单方面治寒或治热，从而产生了"北京咳"，而用九味羌活汤等表里同治方药者基本不会出现后遗症状。从 2012 年到 2018 年是六年小周期，运气格局相似，应加以注意！2017 年末，网上已经可以见到"发热退了咳嗽治不好"的反映。

第三，戊戌岁初之气的主气是厥阴风木，客气是少阳相火，故若无明显的外寒里热或燥伤津的情况，"宜调少阳之客"，可选用柴胡类方，或柳宝诒推重之黄芩汤加豆豉、玄参；若风气较强时，常用治风温的银翘散、桑菊饮等也在可选之列。

第四，若症状以干咳为主，可以选用陈无择在《三因极一病证方论》中针对戊戌年岁火太过的麦门冬汤。若年初余燥未清和二之气的客气阳明太过，也可活用丁酉年针对阳明燥金的审平汤。

第五，《黄帝内经》还记载，若运火炎烈，易出现"雨暴乃雹""时雨乃涯"的气象和"胸腹满，手热肘挛掖肿，心澹澹大动，胸胁胃脘不安，面赤目黄，善噫嗌干，甚则色焙，渴而欲饮"等病症，以及二之气"大凉反至……火气遂抑，民病气郁中满，寒乃始。"出现这样的异常情况时，可试用戊戌年针对寒水司天的运气方静顺汤。

总的看来，2018 年初运气燥热与寒湿相争，风气又将主令，堪谓五气杂陈，又处运气交接时段，故运气复杂多变，临床流行的疾病和证候表现也各不相同。每年每时的运气都可能不同，对于流感这样的流行性疾病来说，治疗时需遵《黄帝内经》的教导，"审察病机，无失气宜"。前人的经验和近年来的临床均证明：抓运气病机比固定的辨证分型更合理有效！

（四）2018 戊戌年冬运气病机指导下的流感治疗特点

2018 戊戌年冬，季节性流感高发，全国各地门诊发热病人逐渐增多。顾植山老师依据戊戌年太阳寒水司天，太阴湿土在泉，六之气又逢太阴湿土加临太阳寒水的运气特点，推荐使用元代王好古的神术散。该方出自王好古《阴证略例》："治外感寒邪，内伤生冷，发热而无汗者，此代麻黄汤；并治脾泄肠风。苍术（二两，制），防风（二两），甘草（一两，炙），生姜，葱白，水煎服。如前证有汗者，去苍术、葱白，加白术二两，名白术汤，代

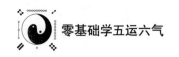

桂枝汤。"全国龙砂弟子用顾老师推荐的神术散治疗当时的流感，屡用屡效，验案集锦发表于《中国中医药报》。

（五）2019己亥年冬运气病机指导下的流感治疗特点

2019己亥年土运不及，厥阴风木司天，少阳相火在泉。终之气为少阳相火加临太阳寒水。《素问·六元正纪大论篇》云："凡此厥阴司天之政，气化运行后天……终之气，畏火司令，阳乃大化，蛰虫出见，流水不冰，地气大发，草乃生，人乃舒，其病温疠。必折其郁气，资其化源……"依据运气病机分析，此时段发生的流感，少阳相火加临太阳寒水，寒盛火郁，又逢厥阴风木司天，风火相煽，郁热内存，宜疏利气机，调整阴阳，顾老师推荐应用柴胡剂，临床获效神速。

（六）2020庚子年初顾植山老师对新型冠状病毒肺炎疫情的病机分析及防治方案

下面是顾植山老师撰写的对2020庚子年新型冠状病毒肺炎（以下简称"新冠肺炎"）疫情的病机分析及防治方案。

1. 新冠肺炎疫情的病因病机

新型冠状病毒虽为这次疫情的直接致病原，但根据《黄帝内经》中的天、人、邪"三虚致疫"理论，没有相应的运气条件，光有病毒是产生不了大疫情的。如历史上的大疫，虽然没有现代医学的防控条件，但到一定时候就会自然消退，2003年5月以后人类并没有把冠状病毒消灭而SARS疫情戛然而止就是现实例证。

随着天人合一、五运六气思想的普及，许多专家在分析疫情的产生时都会结合五运六气。例如笔者2020年1月24日在龙砂医学公众号平台上发表的本次疫情与2017年"丁酉失守其位""三年变疠"相关的观点，已有王永炎院士等专家转引和发挥。但一些文章在运用五运六气理论时，往往只是与某一时段常位运气进行比照，缺少从多因子综合和动态变化的角度进行分析研究。下面笔者着重就大家未论述的问题做一些补充讨论。

（1）多因子综合分析。

《素问·六元正纪大论篇》曰："己亥年……终之气……其病温疠。"己亥年终之气产生"温疠"的运气因子主要是在泉之气的少阳相火，这跟年前流感的证候特点比较符合，比之于当下的新冠疫情就不甚契合了。清代著名温病学家薛雪说："凡大疫之年，多有难识之症，医者绝无把握，方药杂投，夭枉不少，要得其总诀，当就三年中司天在泉，推气候之相乖者在何处，再合本年之司天在泉求之，以此用药，虽不中，不远矣。"联系到三年前丁酉岁的"地不奉天""柔干失刚"，才能看到"三年化疫"的"伏燥"和"木疠"；从己亥年少阳在泉的左间是阳明燥金，接下来庚子年的岁运是太商等运气因素才会对本次疫情的"燥"邪动态有较清晰的认识；联系到己亥年的土运和庚子年初之气的客气太阳寒水，才能更好地去体验"寒湿"问题。

从"三年化疫"的角度比较 2017 年的"柔不附刚"和 2000 年的"刚柔失守"，2017 年的失守并没有 2000 年那么强烈，所以新冠肺炎的烈性程度比不上 SARS。但为什么新冠肺炎的传染性又超过了 SARS 呢？因为 SARS 的运气因子里是没有"风"的，而己亥年是厥阴风木司天，引动的是"木疠"。知道了这一点，对此次新冠肺炎的传染性强于 SARS 就不会感到奇怪了。又风木克土，故新冠病毒感染者更多见消化道症状。

（2）从动态变化的角度分析。

五运六气是不断变化的动态周期，要随时应变，与时俱进。我们高兴地看到，这次国家卫健委和国家中医药管理局在制订《新型冠状病毒感染的肺炎诊疗方案》的中医药方案时，一改过去依靠少数专家事先拟定方案的做法，先派专家深入疫区调查研究，然后再出方案，而且连续考察，不断修改方案；处方也不再是教科书上的老一套了，而是及时从临床一线中发现有效的方药并进行推介，这样一来，所制订的方案较以往贴近实际多了。

有一个很有意思的问题：首批专家考察后提出新冠肺炎的病机是"湿热"，而第二批专家考察后提出新冠肺炎的病机是"寒湿"，哪个对呢？一些人纠结于湿热还是寒湿，争论不休。其实从五运六气的动态变化看，这个问题不难回答：第一批专家去得稍早一些，当时刚交了大寒，去岁终之气的少阳相火余焰未烬，加上己岁土运湿气的滞留，见到湿热之证较多是可能的；

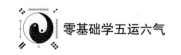

随着少阳相火的式微，庚子年初之气太阳寒水之气的影响逐渐显露，第二批赶赴武汉的专家敏锐地感觉到了寒湿之气。前后看似矛盾的结论，其实从一定角度反映了五运六气的动态演变。

综合各个运气因子，新冠肺炎疫情的发生与燥、湿、火、寒、风都有关，六淫杂陈，错综复杂。"疫毒必藉时气而入侵，得伏气而鸱张"，伏气为本，时气为标，故不管湿热还是寒湿，"伏燥"和"木疠"之气是新冠肺炎贯穿始终的病机之本，随时变化的火、湿、寒等是病机之标。

2. 新冠病毒感染的证候之机

《黄帝内经》强调："审察病机，无失气宜！"《黄帝内经》中的病机十九条，条条都是在讲五运六气。但病机十九条少讲了燥，所以辨病机之燥是后世中医的严重弱点！尤其是伏燥，因教科书内容的缺失，在现代中医中几成盲区！

新冠病毒感染者都有显著乏力的症状，这恰恰是伏燥的重要指征，但大多数人不知道，所以也就不会往这上面想。

大凡伏气皆病发于里，故发病早期便可见正虚阴伤。何廉臣《重订广温热论》云："医必识得伏气，方不至见病治病，能握机于病象之先。"

关于伏邪，前人有伏邪发少阴之说，那是针对伤寒而言的；若是伏燥则病伏太阴，太阴对应肺和脾。SARS主要发于肺，新冠肺炎则兼发肺和脾。

通常的辨证论治常把燥和湿对立看待，但在运气学说中两者关系密切。《素问·至真要大论篇》曰："阳明厥阴不从标本从乎中也""从中者以中气为化也"。《温病条辨》曰："按阳明之上，燥气治之，中见太阴。"运气学说中有句名言叫"湿与燥兼"。新冠病毒感染者消化道症状多见，人多责之于湿，而不知还有燥在其中。

吴鞠通讲："盖以燥为寒之始，与寒相似……又以阳明之上，燥气治之，中见太阴而阳明从中，以中气为化，故又易混入湿门也。"

新冠病毒感染中还有一个病机是"火"。年前的少阳相火明显易识，用柴胡类方效果亦好；进入庚子岁后，少阳渐退，庚子的司天之气是少阴君火，在岁气交司之初与初之气的客气太阳寒水兼夹出现，不易觉察。网上有人反映有些病人"每到半夜就会冷得要命，冷到骨头里，从来没有这么冷过"。按照《伤寒论》六经病欲解时理论，这是辨识少阴病的关键性依据！最近，我们在临床上凡见到半夜发病或症状明显加重者，用三因司天方中针对少阴君火司天的正阳汤治疗，病人服之辄效。

3. 新冠病毒感染的防治之机

新冠肺炎疫情发生于岁气交接之际，又有三年化疫的伏邪因素，病机错综复杂又随时变化，故治疗亦需察运因变，灵活机动。

前面已分析，燥和湿是新冠病毒感染最普遍的病机。《重订广温热论》谓"燥又夹湿之际，最难调治"，故如何处理好润燥与化湿的矛盾，是防治新冠肺炎的关键所在。

晚清龙砂名医薛福辰认为：凡病内无伏气，病必不重；重病皆新邪引发伏邪者也。故新冠肺炎的燥与湿相比较，应以治燥为重，化湿时要强调不能伤津，不宜多用香燥之药。新冠肺炎的重症病人，都是内燥较甚者。

石寿棠在《医原》中提出治肺燥时需注意的"五相反"："燥邪用燥药，一相反也；肺喜清肃，而药用浊烈，二相反也；肺主下降，而药用升散，三相反也；燥邪属气，……肺为清虚之脏，……苦寒沉降，阴柔滞腻，气浊味厚，病未闭而药闭之，病已闭而药复闭之，四相反也；气分之邪未开，而津液又被下夺，五相反也。"故在用药方面，退热时的辛散发汗药，攻毒时的苦寒重剂，补虚时的滋腻厚味，均在避忌之列。

《素问·至真要大论篇》云："燥淫所胜，平以苦温，佐以酸辛，以苦下之。"石寿棠《医原》认为："苦当是微苦，如杏仁之类，取其通降；温当是温润，非温燥升散之类""辛中带润，自不伤津，而且辛润又能行水，燥夹湿者宜之"。

吴鞠通《温病条辨》谓："其天门冬虽能保肺，然味苦而气滞，恐反伤胃阻痰，故不用也；其知母能滋肾水清肺金，亦以苦而不用；……盖肺金自至于燥，所存阴气不过一线耳，倘更以苦寒下其气，伤其胃，其人尚有生理乎？"

前贤用药之精细若此！故对伏燥病机，切忌以大剂苦寒退热为炫耀之处，体温退而复燃、病势反迅速恶化恐不是个案！

另外，既称"木疠"，就上要和木抗金，下要固土御木，斟酌于金、木、

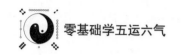

土之间，还需兼顾寒水和君火。六气杂陈，就要考验医生的整体把握能力。

根据上述分析，我们在预防方面提出了以下建议。

一是推荐了吴师机的辟瘟囊。选择此方的理由不是它能杀死病毒，而是因为该方六味药分司六经。吴师机在该方后注云："用羌活（太阳）、大黄（阳明）、柴胡（少阳）、苍术（太阴）、细辛（少阴）、吴萸（厥阴）……药备六经法也。"面对六气杂陈的复杂情况，此方药仅六味而六气全覆盖，药味少而药力专精。

二是拟制了一个"庚子春养生防疫内服方"：西洋参6克，麦冬10克，北五味子3克，苍术10克（多汗者可改用白术），防风5克，甘草3克，黄芪10克，杏仁5克，升麻3克。

拟方依据：本次疫情从五运六气分析，属《黄帝内经》讲的"丁酉失守其位"后三年化的"木疠"，主要病机中"伏燥"易耗损心肺，故以养阴润燥的生脉散滋养心肺；木疠容易犯土，加上近期病人证候表现亦多寒湿，故配上化湿辟浊的神术散；三因司天方中针对庚子岁初之气的太阳寒水加临厥阴风木要加升麻和杏仁，李东垣讲"升麻引胃气上腾而复其本位，便是行春升之令"；加黄芪则取玉屏风散固表御邪之意。

此方用意不是杀毒治病，也不是药证对应，而是遵循《黄帝内经》"必先岁气，无伐天和""谨候气宜，无失病机"的原则，着意在和气养生，扶正抗疫。

查出来阳性但没有症状的人，一般会慢慢出现症状，我们在无锡地区全面推广此方后，正在观察能否把病程阻断在受感染之初。江阴市青阳镇的一个隔离观察点，从大年初三（2020年1月27日）开始让隔离人员服用此方，前后服用者53人，至今13天了，无一例出现症状，使我们看到了一丝曙光。

我们注意到一些新冠肺炎病人早期并没有肺部病灶，甚至有的病人没有明显发热和肺部炎性病灶，许多病人进医院时是感冒样症状，但在治疗过程中症状越来越严重，说明现在医院的那套治疗方法是不理想的，亟须加以改进！

我们认为，若能在早期进行正确的中医治疗，应该有可能把多数病人阻断在发生"肺炎"之前。《黄帝内经》对丁酉岁后三年所化之疫不称"金疫"

而称"木疠"，耐人寻味。因此，把新冠病毒感染一概称为"肺炎"值得商榷。

有专家反对没有病的人服预防药，这是因为社会上通行的一些预防方或多或少会加入一些所谓"解毒"的苦寒药，他们担心这些预防方有损伤阳气之弊。但对于以调整天人关系为目的的养生方就不需多虑了。

对新冠肺炎的治疗，根据目前临床多见的证象，推荐以下两则常用方。

（1）加减葳蕤汤（据朱肱《活人书》方加减）。

玉竹 20~30 克，白薇（姜汁炒）6 克，麻黄 6 克，羌活 6 克，杏仁 6~10 克，川芎 6~10 克，甘草 6 克，生石膏（先煎）15~50 克（视发热情况而定），葛根 15 克，升麻 6 克。《活人书》云："伏寒变为温病，宜葳蕤汤。"

2017 年冬至 2018 年初，针对当时病机为燥寒的流感应用此方疗效突出，每能半剂至一剂药就热退病愈，近试用于新冠病毒感染和疑似感染病人，也都一服见效。

此方适用于内燥外寒者；有兼湿者初服葳蕤汤不效，或服后有腹泻者，合神术汤（散）用即效，临床已有多例证明。应用举例如下。

无锡市首位新冠肺炎确诊病人高某，男性，57 岁，2020 年 1 月 13 日至 15 日在武汉出差，1 月 17 日感到畏寒乏力，右侧胸部阵发疼痛，测体温最高达 39.5℃，CT 检查显示肺部炎性改变，1 月 23 日咽拭子病毒核酸检测呈阳性。入院后先予抗病毒、增强免疫力等对症处理，病情继续进展，高热不退，出现低氧血症，转为重症病人。给予激素治疗 3 天后病人体温降至正常，但仍气喘、口干、乏力，伴有低氧血症，持续吸氧，舌红苔稍腻。1 月 29 日启动中医会诊。根据笔者审定的无锡新冠中医诊疗方案，处方给予葳蕤汤加西洋参 10 克，3 剂，建议立即停用激素，管床西医担心停用激素后体温会反弹，但实际服中药后未出现体温反弹，且所有不适症状均改善明显。继服中药巩固至复查核酸转阴，符合出院指征。高某于 2 月 8 日出院。

（2）升阳益胃汤（李东垣《内外伤辨惑论》方）。

黄芪 20 克，党参 10 克，白术 5 克，甘草 5 克，羌活 5 克，独活 5 克，防风 5 克，白芍 5 克，陈皮 5 克，柴胡 3 克，黄连 1 克，大枣（擘）6 克，生姜 3 片，清半夏 10 克（脉涩者用），茯苓 3 克（小便利不渴者勿用），泽

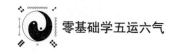

泻 3 克（不淋勿用）。

此为李东垣治"肺之脾胃虚"方。己亥年我们用此方治土运不足产生的消化道疾病每获奇效。李东垣此方用于秋季有燥而见怠惰嗜卧、体重节痛、饮食无味等症者，及新冠肺炎阳气虚损消化道症状明显者。应用举例如下。

汉川市人民医院运用中医五运六气思维治疗新冠肺炎确诊病例 15 例、疑似病例 7 例，计 22 例。去掉未能坚持服药（服用 1 次后即改用其他方法治疗）的 3 例，实际应用 19 例。

病人以发热、咳嗽、乏力、口干、纳差、恶心 / 呕吐、便溏（或腹泻）等症状为主，其中 10 例使用升阳益胃汤，4 例使用葳蕤汤，2 例使用正阳汤，1 例使用麦门冬汤，1 例使用乌梅丸，1 例单纯使用六气针法。

现已治愈出院 3 例（3 例平均住院日 9 天），其他 16 例症状亦都明显改善（包括乏力、发热、咳嗽、咽痛、纳差等症状改善和影像学改善），其中有 4 例兼用了六气针法，均获立竿见影之效。病案举例如下。

潘某，女，25 岁，抗击新冠肺炎重症一线护理人员，因咳嗽 6 天，发热大半天于 2020 年 1 月 31 日晚上入院。

病人于 2020 年 1 月 25 日开始出现咳嗽、流涕不适，痰少不易咳出，1 月 31 日上午开始发热，体温最高达 38.5℃，微恶寒，晚上入院，行物理降温。2 月 1 日上午查房时体温 37.8℃。舌尖红，苔白腻，中后部略黄，左脉弦浮，右脉弱。行六气针法，针太阴、阳明、少阴、太阳，留针 30 分钟，拔针后测体温降至 37.1℃。

2 月 2 日查房，病人已无发热，精神较前明显好转，仍干咳无痰，诉纳差加重，进食后略感腹胀、恶心不适，肢体乏力，大便尚可，予升阳益胃汤加减：黄芪 20 克，党参 10 克，藿香（后下）6 克，厚朴 10 克，泽泻 10 克，北柴胡 20 克，茯苓 12 克，陈皮 10 克，炒白芍 15 克，防风 9 克，独活 10 克，羌活 10 克，炙甘草 10 克，法半夏 12 克，炒白术 20 克，生姜 9 克，大枣 10 克，川黄连 3 克。3 剂。

2 月 4 日查房，病人诉诸症已明显缓解，精神和饮食均可，仅略感乏力、口干。查脉弱，舌边红少苔，中后部薄黄苔，复查胸部 CT 示右下肺病灶范围缩小，密度降低。

2月5日办理出院，病人居家隔离两周，继续口服升阳益胃汤（党参10克改为西洋参20克，黄芪增至30克）。

2月8日电话回访无明显不适。

以上是根据新冠肺炎疫情非危重症中目前较多见的证型拟订的两则方，其他临床应用效果较好的还有人参败毒散（气虚为主，燥热不太明显者适用）、正阳汤（三因司天方中针对少阴君火司天的用方，临床试用以火象为主者退热效果好）、牛膝木瓜汤（三因司天方中针对庚年燥运太过的用方，扶木抑金）等。后两方将是庚子年的常用方，随着寒、湿逐渐退去，这两方应用的机会将越来越多。司天方中的静顺汤则契合当前初之气的太阳寒水病机，重症寒象明显舌滑脉沉细者可用。

2020年年前推荐的柴胡类方因少阳相火时段已过，使用机会渐少，酌情备选。其他如敷和汤、麦门冬汤等亦然。

针对伏燥病机的治疗，石寿棠《医原》中还有一些论述可供参考："又见习俗，遇有霍乱，不辨燥湿，但见腹痛吐泻，辄用藿香正气散……诸燥药，其在湿邪，自可冀以温中止泻，若是燥邪，不独泻不能止，必致耗液亡阴。

"又见习俗，遇有肠澼，不辨燥湿，辄用败毒散升阳、芍药汤通里。其在风湿致痢，用败毒散升阳转气，逆流挽舟，自可获效……若是燥邪，治以辛燥、苦燥，必致伤及血液，剥尽肠膏。

"以燥气论……邪机闭遏，加以通润，如白芥子、细辛之类；咳嗽不止，胸前瘪闷，加苏子、紫菀、百部之类，辛中带润，自不伤津。而且辛润又能行水，燥夹湿者宜之；辛润又能开闭，内外闭遏者宜之……其夹湿者，于辛润剂中，酌加蔻仁、通草、茯苓、半夏之类，辛淡渗湿，亦不宜多用，恐燥伤津液。"

《素问·刺法论篇》有针刺治疗疫病的介绍，六气针法发掘和发扬了三阴三阳的古代针法，临床多有神效，也已在新冠肺炎病人中试用并取得了可喜效果，值得大力推广。

新冠肺炎重症和死亡者中老年人居多，提示阳虚气弱者易受新冠病毒的攻击。除了寒伤少阴心肾之阳外，据《柳叶刀》文章报道，大多数新冠肺炎病人有肝损害，符合《黄帝内经》上"木疬"的讲法；伏燥伤肺、肝、肾之

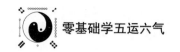

阴，故新冠肺炎的病机是三阴同病。按照三阴同病可独取少阴枢的原则，重症救治宜先扶心（手少阴）肾（足少阴）之阳。我们在2018—2019年用麦门冬汤合静顺汤治疗急危重症，重用麦冬（120~140克）、附子（60克）、人参（20~30克），屡能起死回生（参见《中国中医药报》2019年4月11日《运用五运六气救治危急重症有奇功》一文）。此方重剂麦门冬汤急润焦脏，大剂参附加静顺汤力祛沉寒，应用于新冠肺炎的危重症病人，均取得显著疗效，已被大量临床案例验证。

（七）2021辛丑年初顾植山老师制订的新冠肺炎中医药防治方案

下面是顾植山老师在2021辛丑年初制订并撰写的新冠肺炎中医防治方案。

2020年春，我们在五运六气思想指导下推荐的防治方案，被全国多地采用，在抗击第一波疫情的斗争中做出了贡献。中医学讲究因时制宜，进入新的一年后，我们的疫病防治方案也要做相应的调整。兹对目前运气、气候和疫情的变化情况分析如下。

首先，辛丑年太阴湿土司天，太阳寒水在泉，中见少羽水运，其令寒湿，故抗寒化湿为下一时段主基调。其次，庚子岁的燥气及三年化疫的"伏燥"交辛丑运后虽已式微，但受戕之木气未复，又值辛丑岁初之气的厥阴加临，风木难宁，庚子岁冬少阴君火"余火内格"，更有辛丑岁二之气"温疠大行"的运气要素两火叠加，故制火调木亦当重视。根据以上认识，制订辛丑年春疫病防治方案如下。

1. 预防方

（1）内服方。

生地10克，竹叶10克，泽泻6克，桂枝6克，干姜6克，北五味子6克，苍术10克，防风10克，甘草6克。

水煎服，每日1剂，浓煎至200毫升左右，分2袋，每次1袋，每日2次（已感染者可每日服3袋），连服1~2周。

方义：运气因素寒伤肾，湿伤脾，此方以《汤液经法》大补肾汤强肾御寒，妙在方中桂枝、干姜、五味子是小补肝汤，可助春生之气扶阳抗寒，且其已被证明治新冠肺炎的伏燥戕木引起的严重乏力等症有良效，而生地、竹叶、泽泻则补肾之外又兼清了庚子岁的余火残燥。配合王好古《阴证略例》的神术汤化湿散寒，兼具了静顺备化之义（寒水运宜用静顺汤，湿土司天需用备化汤）。从《辅行诀》药性理论来看，此虽一方而水（生地、竹叶）、木（桂枝、干姜）、火（泽泻）、土（苍术、甘草）、金（五味子）五行俱全，且药性平和，适宜用于预防。

（2）外用方。

去年推荐的《理瀹骈文》辟瘟囊获广泛好评，今年仍可应用。辟瘟囊方：羌活、大黄、柴胡、苍术、细辛、吴萸（上六药分入三阴三阳六经）各等分，做成香囊，佩胸前。（外用药物，禁止内服）

2. 治疗方

（1）中药内服方。

1）无症状感染者及轻型病人可将上述预防方增大剂量用于治疗。

2）近期寒遏热郁，燥气尚存，故普通型偏燥热者仍可首选葳蕤汤（朱肱《活人书》）方：葳蕤 30 克，制白薇 6 克，净麻黄（先煎去沫）10 克，羌活 10 克，光杏仁 10 克，川芎 10 克，甘草 10 克，生石膏（先煎）30 克，葛根（先煎去沫）15 克。

加减法：热重者可重用石膏；兼湿明显者，可合神术汤（苍术 15 克，防风 15 克）。

3）当前气象寒湿较重，消化道症状多见。对以消化道症状为主者，可辨证治之。

①其证偏寒湿者可选用三因司天方中主太阴湿土司天的主方备化汤：木瓜、茯神各 12 克，牛膝、附子（炮）各 10 克，地黄、覆盆子各 8 克，甘草 6 克，生姜 10 克。每日 1 剂，水煎 2 次分服。

（缪问注曰："丑未之岁，阴专其令，阳气退避……夫寒则太阳之气不行，湿则太阴之气不运，君以附子大热之品通行上下，逐湿除寒……佐以熟地，凉沸腾之血，并以制附子之刚。覆盆味甘平，补虚续绝，强阳益阴""初之气……依正方；二之气……民病温疠，故去附子之热，加防风甘温以散邪，天麻熄风以御火"。）

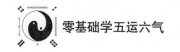

②发热者，用王好古《阴证略例》神术汤：制苍术（无汗用苍术，有汗用白术）20克，防风20克，炒甘草10克，加生姜15克、葱白3寸。每日1剂，水煎2次分服。

神术汤辨六气加减（备用）：太阳加桂枝、羌活，少阳加柴胡、黄芩，阳明加白芷、升麻。

③湿燥寒热兼夹者，用李东垣《内外伤辨惑论》升阳益胃汤：党参10克，炒白术10克，黄芪20克，半夏10克，甘草6克，羌活5克，独活5克，防风5克，白芍5克，陈皮4克，茯苓3克，柴胡3克，泽泻3克，黄连2克，生姜10克，大枣6克。每日1剂，水煎2次分服。

4）病程较长，有多脏器损害者，可选用三因司天方中主辛年水运不及的主方五味子汤：五味子、附子（炮）、巴戟天、鹿茸、山萸肉、熟地黄、杜仲（炒）各6克，生姜15克，盐少许。每日1剂，水煎2次分服。

（缪问注曰："辛年主病……肾虚受湿也。然而淡渗逐湿则伤阴，风药胜湿益耗气，二者均犯虚虚之戒矣。盖肾中之阳弱，少火乏生化之权……肾中之阴弱……皆湿之为害也。故以单刀直入之附子，急助肾阳……再佐以熟地甘苦悦下之味，填补肾阴，五味之酸敛，收阴阳二气于坎中，固护封蛰……为木所复，目视眈眈，筋骨并辟，肝虚可知……补肝即所以益肾，又子能令母实之义，非独治其来复也。"）

5）对新冠病毒感染后不转阴或未明确感染而有乏力、嗅觉失灵等及精神神经系统症状者，三因司天方中的正阳汤和《辅行诀》中的大小补肝汤都有验案记录，近期可以继续用；若寒湿之气持续，寒湿象较明显者可试用备化汤。

①小补肝汤，治心中恐疑，时多噩梦，气上冲心，越汗出，头目眩晕者方：桂枝24克，干姜15克，五味子20克，大枣（去核）24克。上四味，以水1000毫升，煮取600毫升，每次温服200毫升，每日三服。

加减：头苦眩者，加白术12克；干呕者，去大枣，加生姜12克；中满者，去大枣；咳逆、头苦痛者，加细辛6克；四肢冷，小便难者，加炮附子12克。

②大补肝汤，治肝气虚，其人恐惧不安，气自少腹上冲咽，呃声不止，

头目苦眩，不能坐起，汗出，心悸，干呕不能食，脉弱而结者方：桂枝 24 克，干姜 15 克，五味子 20 克，陈旋覆花（包煎）8 克，代赭石 8 克，竹叶 8 克，大枣（去核）24 克。上七味，以水 2000 毫升，煮取 800 毫升，每次温服 200 毫升，日三夜一服。

③正阳汤方：制白薇、玄参、川芎、桑白皮、当归、白芍、旋覆花、炙甘草各 5 克，生姜 5 片。上剉，水煎服。

加减：初之气加酸枣仁 10 克，升麻 6 克；二之气加车前、茯苓各 10 克。

6）出现呼吸窘迫症状者，可用《金匮要略》中治肺痿的麦门冬汤：麦门冬 60~150 克，半夏 10~30 克，人参 24 克，甘草 15 克，粳米 30 克，大枣 24 克。上六味，以水 2400 毫升，煮取 800 毫升，每次温服 200 毫升，日三夜一服。

本方在 2020 年新冠肺炎急危重症病人的救治中发挥了上佳疗效，必要时可与大剂量附子同用。

（2）非药物疗法。

出现各种不适症状都可配合六气针法治疗。当前针刺常用部位：太阳、太阴双开，配合引针少阴（其他部位可三因制宜进行调整）。也可以用手指代针进行按压。

3. 起居调摄

辛丑年太阴湿土司天，太阳寒水在泉，阴专其政，阳气退避，气候多湿寒，需注意防湿防寒。对于三年化疫引起的"木疠"，《素问·刺法论篇》有"勿大醉歌乐，其气复散，又勿饱食，勿食生物，欲令脾实，气无滞饱，无久坐，食无太酸，无食一切生物，宜甘宜淡"的告诫，可供参考。

截至目前，国内外龙砂弟子应用了 2021 辛丑年初顾老师制订的新冠肺炎中医防治方案，临床中取得了神奇疗效。

（八）2021 辛丑年新冠肺炎中医防治方案创奇迹

全国各地的龙砂弟子及其他临床医生应用顾老师在五运六气思想指导下制订并推荐的 2021 辛丑年中医防治新冠肺炎方案，并得到顾老师的悉心指导，在新冠肺炎病人的救治中不断创造奇迹，在国内外抗击新冠肺炎疫情中

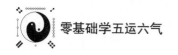
做出了贡献。兹举例如下。

1. 核酸阳性转阴案

2021 年初，江苏省江阴市人民医院防疫专家组给某新冠肺炎病人应用顾老师的辛丑年春新冠肺炎中药预防方治疗了 1 周，连续 3 次核酸检测结果呈阴性。第 10 日复查胸部 CT，两肺炎症已基本吸收，符合治愈出院标准。

2. 湖北危重症案

国家派往武汉的第二批国家中医医疗队在队长叶永安教授带领下进驻湖北省中西医结合医院重症病房，介入该院 ICU 危重症病人的治疗。在顾植山老师远程会诊的配合下，叶永安教授带领团队充分发挥五运六气的治病特色，前后治了 80 多例重症和危重症病人，除了该团队刚去不久时有 1 例病人死亡外，直到最后 ICU 病人清零，再没有出现死亡病例。

3. 国外危重症案

2021 年 5 月初，一方智慧全球中医抗疫联盟志愿者——瑞士的王智宇，成功救治了两例持续高热 1 周余的新冠肺炎危重症病人（瑞士医院拒收，已经出现呼吸危象），王智宇医生正确运用龙砂医学五运六气理论进行治疗，达到了一剂除重疾的治疗效果！

4. 六气针法治疗新冠肺炎后遗症

欧洲龙砂医学流派弟子们综合运用六气针法和运气方治疗新冠肺炎后遗症，亦取得了可喜可贺的成绩。新冠疫苗接种后，尤其是第二针接种后，很多人出现了不良反应，运用六气针法治疗取得了神速稳定的效果。如在 2021 年 8 月上旬，瑞士一女病人接种新冠病毒疫苗后，左颈下淋巴结肿大 3 天，王智宇医生用六气针法为之进行治疗，下针一两分钟以后，病人的淋巴结肿大症状神奇地消失了。针后观察 50 分钟，疗效确切稳定。六气针法又一次给医患带来了惊喜！

（九）采用中医药防治新冠肺炎，创建我国中医药特色的防疫体系

顾植山老师将新冠肺炎疫情的防治防控形象地比喻成治理洪水。古代有鲧、禹治水的故事，发生在尧舜时代。在尧舜时代发生了一场大水灾，尧先命鲧去治水，结果鲧治水失败，原因在于他片面地理解五行学说，错误地诠

释了"土克水"的道理，只知道用土去堵水，结果洪水没有堵住。

后来禹治水成功了。为什么禹治水能成功呢？是因为禹重新诠释了五行学说，不再像鲧那样只想着用土去堵水，而是从全局考虑，他用 13 年的时间走遍了各地，摸清楚了各地的地形和水的走向等情况后，做好了各地的水利工程，对洪水进行疏导，并断绝了发生洪水的源头，达到了长治久安的目的。这是他在防洪水上的"治未病"。

顾老师认为，"鲧禹治水"的故事告诉了我们一个深刻的道理：用土来堵水是一种对抗的方法，然而在中医的阴阳五行学说里，对抗是权宜之计，不是解决问题的根本大法。"天人合一"的理论更注重动态协调五行之间的生克制化关系，体现的是一个整体思维，不能只从相克单方面来考虑，所以治疫不能只注重跟细菌、病毒等致病原直接对抗，治疗也不能一味地去消除症状，而要根据运气变化特点调节人与自然之间的和谐关系，达到有病不治病而病自愈的目的。

顾老师认为，鉴于中医药在新冠肺炎防治方面已经显示出来的优势，可以肯定的是，可对新冠肺炎轻型和普通型病人、无症状感染者和密切接触者采用中医药进行防治，并创建我国中医药特色的防疫体系。

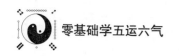
附一：顾植山五运六气诊疗思维访谈录

下面是 2017 年 11 月 8 日某电视节目组导演对顾老师及病人的访谈实况，其间顾老师对五运六气诊疗思路的分析，使笔者颇为受益。

病人：我住院的时候，被确诊患有胃癌，2017 年 9 月 5 日做了手术。我心脏也不太好，有冠心病。

于导演：你是什么时候发现胃不好的？

病人：四五年前发现有胃溃疡。这次是因为冠心病住院，病发时我心绞痛，前胸、后背都痛。复查的时候才发现有胃癌。

顾老师：其实中医在看病的时候，经常一号脉就大致把病人的身体情况掌握了，并不太在意西医检查出来的是什么病。心脏有问题，通过脉象就能号出来。比如她的脉，两手的寸脉都很弱，左手的尺脉也特别弱。

怎么从这个病人的脉象和病象上，运用五运六气进行分析呢？

（一）脉搏是天人关系的反映

脉搏是天人关系的反映。病人两手寸脉都很弱，反映了她心脏状态较弱。左尺脉特别弱，是受太阳寒水的影响。知道了她做过肿瘤手术，再加上号脉，结合病人出生时的体质和现在五运六气的特点，就可以开出方子来。

现在的中医教科书讲究辨证论治要分几步进行，先按照西医诊断疾病的要求把疾病搞清楚，然后再一步步地辨证，其实这不是中医的思维。中医更强调"天人合一"。在治疗上，我们龙砂医学流派使用五运六气思维指导的方，也就是运气方，要司天、司人、司病证。

这个病人是来开膏方的，膏方主要是用来治未病，增强身体体质的，治病在膏方中是一个次要作用，只要兼顾一下就行了。

她现在患有胃癌，但我们不需要把治疗胃癌的那些抗肿瘤药加到方中去帮助她抗肿瘤，而应该调动她身体自身的抗肿瘤能力。

大健康，就是要把以治病为中心转到以健康为中心，要树立这样的理念：在天人合一的情况下，许多病是可以自愈的。在天人合一的状态下，人就能达到大健康！

她刚才讲，开始的时候胃的症状并不严重，因为心脏病住院的时候，才发现的胃癌。胃开始有不舒服的症状时，可以考虑先不做手术，用中药调理病人体质，通过病人自身的力量调控疾病，也就是常说的"有病不治病"。

现在是冬天，明年（2018 戊戌年）的司天之气是太阳寒水，她脉的情况，就反映了她体质比较虚寒。病历上写她是 1954 年 9 月出生的，1954 年是甲午年，土运太过；公历 9 月份，约是农历八月，已是四之气，主气为太阴湿土；甲午年的司天之气是少阴君火，四之气客气是什么？是太阴湿土。生于土运太过年，又碰上主客气都是太阴湿土，这两个因素都影响脾胃的功能。

受出生年月影响，她素体脾胃就比较弱，加上太阴湿土阴气重，所以她的体质寒湿就会比较重。（问病人）你冬天手脚都怕冷吧？（病人：是的。）她身体较寒的体质，已经从脉象上反映出来了。所以脉搏是天人关系的反映。

（二）中西医诊治差别

最近有个从美国回来的病人，手抬不起来。他是从上海移民到美国去的，有个老朋友在上海某大医院上班，他就通过这个熟人去该医院诊治。做了一系列检查，查了四天，也没有查出来是什么病，当然也谈不上治疗和效果。后来他有事到江阴来，有个龙砂弟子给他扎了针，结果十几分钟病就好了一半，于是他放弃了在上海的诊治，继续在江阴治疗，很快病愈。

我门诊上有很多肿瘤病人，在早期病情比较轻的时候通过检查发现了该病，但发现以后家属没有跟病人本人讲，所以手术、化疗都没有做，只服用中药调理，病人活得好好的。

这就是中西医诊治的差别。西医注重人的病，多是先做各种检查把病搞清楚，之后才能有针对性地治疗；中医注重有病的人，认为调整好人与自然的和谐关系，达到天人合一，才会不得病或减少疾病发生。

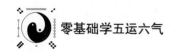

（三）天人合一治未病

阴阳五行，天人合一，已经写进了中国公民的科学素质基准里，这非常重要。现在要搞大健康，就要树立这样的思想：强调天人合一，才能真正做到治未病。将中医治未病，曲解成"未病先防，有病防变，瘥后防复"是不对的，这种理解完全不能反映我们中医的特色，因为所有西医也都知道这几句话。现在的疾控中心就是搞未病先防的，试问，哪个医生不知道有病要防变，病好了要防反复？所以，这种理解完全不能体现中医特色。只有天人合一，"有病不治，常得中医"，才能反映中医对疾病的态度。"有病不治"，不是不治病，而是有时不用直接去治病。不论心脏病还是胃癌，只要调整好天人关系，都可以得到很好的康复。

所以我开方的时候，并不专门去开那些针对心脏病的药，如扩张血管、解决血液黏稠和斑块等问题的中药，而是看病人现在的天人关系处在什么状态。

她现在阳气比较虚弱，想要治未病，需要用膏方调理。除考虑当时运气特点外，还要考虑明年五运六气的特点。明年是寒水司天，所以今年就要提前预防。从她现在的体质状况和脉象来看，她的身体情况与她出生时的运气状况是吻合的。因为她出生年的运气条件是岁土太过，君火司天，对体质的影响主要在心、脾，她现在的脉象也反映出其问题集中在心、脾、肾三个方面，综合分析，其病机本质应为诸虚劳损，应用薯蓣丸，以加强心脏和脾胃的功能。寒湿体质逢 2018 戊戌年太阳寒水司天，可加用司天方静顺汤温阳散寒。舌苔能反映脾胃的状况，她现在舌苔比较干，有裂纹，这跟今年（2017丁酉年）阳明燥金司天、少阴君火在泉有关系，金燥火烈，肺金内伤，火盛灼金，所以还要增加三因司天方中针对火运太过的麦门冬汤。整个处方是：静顺汤 + 薯蓣丸 + 麦门冬汤。

（四）舌象与脉象的辩证统一

于导演：舌象跟脉象有冲突的时候怎么办呢？

顾老师：这个不是冲突，只是两者所指的不是一个方向。比如脉象反映的是寒象，而舌苔反映的是热象，这是上热下寒的情况，火气在上，寒气在下。这种情况临床上常常遇到。

今年在泉之气是少阴君火，现在这个天气反映的是阳气不收藏，浮现在外的状态。你看，现在有的花还没到开花的时间，却已提前开花。在自然界的冬天，阳气是要收藏的，如果自然界的阳气不收藏，就容易使人上火，现在我们在临床上就看到了比较多的上火的病人。上火跟病人体质的虚寒并不冲突，所以我们要整体地分析或辨证，既要处理病人身体的虚寒，又要注意病人上火的问题。

（五）冬不藏精，春必病温

中医有个讲法叫"引火归元"，虽然见到火的证象，但那不是病人身体里面的火多了，而是火浮越在表面，这种状况是火不收藏。这就像自然界的花，还没到春天就已经生发出来了。植物生发得过早，冬天反而容易被冻死。所以当人体出现火不收藏时，应该把火收藏在下焦命门里，以增加身体的精气，治疗的时候不能清火，而要引火归原。

《黄帝内经》云："冬不藏精，春必病温。"这句话是讲冬天不收藏精气，过度发泄，春天就会得病。就像晚上不睡觉而过多地活动，那么白天精神就会比较差，健康质量就要下降一样，冬天不收藏，抵抗力就会减弱，春天的时候碰到传染病，就容易得病，即"春必病温"。"藏于精者，春不病温。"把精气藏好，抵抗力增强，春天即使碰到传染病，也不容易得病。所以我们冬天开膏方的时候，就要注意把病人的火气降下来收藏于命门，以增加精气的储藏。人的命门是整个生命运动的原动力，是我们身体精气的化生之源。

（六）天人合一的中医诊病方式

于导演：我看您的诊断方式跟别的中医不一样，他们主要是运用望、闻、问、切的方式，针对的是如何治病，并不讲"天人合一"，而您问病人的生辰八字，这是不是就反映了"天人合一"的思想呢？请您讲一下您的诊断方式跟传统中医的诊断方式区别在哪里。

顾老师：其实这不是跟传统中医的区别，而是跟现在教科书的区别。传

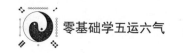

统中医有句话，"不用病家开口，能知病情根由！"老中医通过号脉就能大致知道病人的身体状态，因为脉象首先反映的就是天人关系。

我之前（2017 年 9 月 23 日）去山东省中医院会诊一个病情严重的心衰病人，病人心绞痛频繁发作，做了很多检查。其实我只要知道病人患有心衰，有心绞痛症状就可以了，西医检查的详细资料可以不用看，因为这对中医来讲没有多少意义。

我去了之后，就采用了中医号脉的诊断方式。病人左尺脉特别沉细，心绞痛发作的时间都是从傍晚开始的，晚上比较厉害。晚上这个时间段，按照中医三阴三阳开阖枢理论，是太阴病"欲解时"，说明病在太阴！在这个时候欲解不解，病就会发作出来。再加上病人左尺脉特别沉细，是因为当时四之气为太阳寒水加临太阴湿土，受太阳寒水客气的影响比较重，太阳寒水影响少阴，因此是太阴、少阴合病，考虑当时太阴湿土主令，所以开的方子为岁土太过运气方——附子山萸汤。方子一分钟就开出来了，方子里的附子用量为 60 克，当时的主治医生担心药物的剂量过大，只用了 30 克。即使这样，当天晚上病人服用半剂后心绞痛发作次数就明显减少了，只发作了两次，疼痛程度也比较轻，而原来病人一晚上心绞痛要频繁发作好多次，疼痛程度也比较重。第二天病人心绞痛就没有发作了。两天后，主治医生看病人心绞痛不发作了，就把附子的量减到了 9 克，结果病人又发生心绞痛了。后来附子量恢复到 30 克，病人就逐渐痊愈了。

中医看病就这么简单，一号脉，大致问题就弄明白了，相应的方子就开出来了，根据病人所处的天人相应关系，依据五运六气的情况调整病人的身体状况，而不主张去做很多项目的检查。现在培养的医学生，多是按西医的思路治病。心脏病病人来了，就先要把西医的检查项目全部做完，把西医的诊断搞清楚。这样做医疗成本非常高，也不能彰显中医的诊疗特色。

回到今天的这个病人。病人面色黄，一看面色就知其脾虚，结合她的出生年，心里就更有谱了。1954 年是甲午年，按照中医五运六气的理论，甲午年土运太过，土是会影响脾胃的，土运太过，就会影响脾胃的功能，所以这个年份出生的人可能脾胃功能不太好，但不是指所有土运太过年份出生的人脾胃功能都不好。假如一看到甲年出生的人就判断他脾胃不好的话，那就太僵化了。因为人是处在不断的变化过程中的，先天只是影响因素之一，还要看后天的影响因素。用生辰八字算一算马上就开方是迷信，这样做最大的误区是认为人出生之后体质永远不变。人是在不断地变化的，一定要看他后来变化的象，这比看他的出生时间更重要。

这个病人右手反映脾胃情况的脉是濡脉。面色是黄的，脉象是濡的，再跟出生年结合起来，诊断就更明确了。生辰八字主要是去印证一下病人病象的来源是否跟先天的体质有关。

生辰八字就像一个人的出身。比如要判断一个人的身份，看到他具有艺术家的气质，一问他的家庭，原来父母是搞艺术的，那么心里就更有底了，但并不能因此说因为这个人的父母是艺术家，所以这个人一定是个艺术家。许多人受后天的影响比较大，如果先后天的关系一致的话，医生心里就会更有底。假如出现不一致，比如这个人出身于艺术家的家庭，但这个人一点艺术气质都没有，那么是以家庭出身为准还是以他现在这个气质为准？当然是以现在的气质为准。

所以《黄帝内经》强调："不以数推，以象之谓也。"迷信跟科学的差别，就是只根据人的生辰八字推算，不重点看现在的象。

关于闻诊，有两方面含义，一个是听声音，一个是闻气味。刚才病人介绍自己病历的时候语声低下，这是中气不足的表现。假如声音很大，很洪亮，很粗壮，那就说明她阳气比较充足。现在她讲话的声音比较低，说明她气虚。关于闻气味，有的病人口中或身上会有异味，比如胃肠有热，口气就可能很重，或者有些病情严重的病人身上会有特殊怪味。一般而言听声音用得比较多，而闻气味常用在某些有特殊气味的病人身上。

（七）三虚致病

于导演：关于辨天、辨人、辨病证的问题，请您讲一讲。

顾老师：产生病的三个方面的原因是天、人、邪。《黄帝内经》说"三虚"致病，即天虚、人虚、邪虚。现代汉语将"虚"理解成量的不足，其实这个"虚"在这个地方不是指量的不足，也不是指人很弱。虚跟弱在《黄帝内经》里面，特别在五运六气里面是不一样的。我们举个例子，甲型 H_1N_1 流感暴发的时候，世界卫生组织总是强调妇女、小孩、老人、孕妇等所谓"虚弱"的人群要加强预防，但是最后得甲型 H_1N_1 流感最多的是什么人群？是不是这些"虚弱"的人群？不是的，是学校里面的青少年。有些人就问，中医讲"邪之所凑，其气必虚"，但是为什么现在这些身体最不虚的人群反而得病者最多？中医这个理论是不是错了？其实，是他们对《黄帝内经》这句话没有读懂，理解错了。这个"虚"的本义是有空隙。我们在日常生活中其实常常使用这个概念的，譬如"乘虚而入"，往往是指趁着实力并不弱的一方疏于防备而侵入，如日本偷袭美国珍珠港叫乘虚而入。所以乘虚而入的对象不弱，譬如一个身体很弱的老人或者小孩在街上被坏人欺负，你会不会用"乘虚而入"去形容这个坏人？一般不会吧！这个虚是指有空隙，有空子被人家钻。一个国家不和谐，内部在斗，那么外来人员就可以乘虚而入。有内部斗争的国家，可能军队、经济等各方面的力量都很强大，但依然会被人乘虚而入。就像隋文帝在位时期，整个国家的力量，如经济、政治、军事都是非常强大的，但是房玄龄的父亲就已经看到隋朝要出大事情了，为什么？因为它内部不和谐，皇帝跟太子、太子跟杨广、两个宰相之间等都出现了矛盾，不和谐，别人就可以乘虚而入，果然，后来农民起义爆发，李渊乘虚进军关中，夺取了天下。

疾病也是这样。身体不和谐就会产生疾病，而不是一定要量化某些检查指标到什么标准，譬如白细胞数值低到多少、贫血到什么程度等。

再来看甲型 H_1N_1 流感暴发的时候为什么青少年得病多。因为青少年吃冷饮最多！从世界范围来讲，美国甲型 H_1N_1 流感病人最多。美国人是很少喝热水的，喝凉水还要加冰块。美国人可能会讲，我们常年都吃冰块，没有事啊！是的，平时是没有事的，假如是在火年，吃了冰冷的食物人还感觉很舒服，但是 2009 年恰恰是个寒湿年，太阴湿土司天，太阳寒水在泉，碰到这样的寒湿年，再这样吃冰块，身体抵抗力就会下降，所以碰到甲型 H_1N_1 流感病毒的时候，就容易得病。

所以，如果不懂得五运六气，不知道自然界动态变化的规律，就不知道在什么时候要避免吃冰块，避免吃冷的东西。去年冬天就要少吃热性的东西，因为容易上火，今年又是个火燥年，艾灸不当就会上火，夏天贴三伏贴就特别容易起疱。所以去年我们开膏方的时候就特别注意，少开那些容易让人上火的药，还要注意把伏火清掉。今年也要注意清伏火，同时明年是火跟寒搅在一起，所以又要防寒，又要防火。

因此，要治未病，一定要懂得五运六气。懂得了五运六气，才能跟自然界这种动态的周期变化同步，才能达到最和谐状态。和谐了就不得病，和谐了有些病不治就能好。

（八）六气与脉诊

于导演：我还有个问题想问一下，为什么诊脉要诊两只手的这个位置（寸口），别的位置为什么不行？

顾老师：别的位置不是不行，如《黄帝内经》就有"三部九候"诊脉法，只是在别的位置诊脉较复杂，也不方便，所以后世都用《难经》的独取寸口法。

自然界的每一个动态周期都跟人身体的动态同步，人身为一小宇宙，脉搏就是人体的动态的缩影，一个脉搏就能反映自然界的这种五运六气动态周期。大到整个宇宙的138亿年，小到一个脉搏的跳动，里面都蕴藏着五运六气规律。所以把握住一个脉搏的动态周期，就可以观察宇宙自然界的周期节律跟身体的对应关系。因为脉搏跳动一次的波幅差不多就是从尺脉到寸脉这么长，所以用这个部位就够了。

于导演：寸口这个位置，反映的是什么？

顾老师：左尺部位是太阳寒水，太阳寒水相应于冬天，过了冬天是春天，所以左关部位的厥阴风木相应于春天，过了春天就是夏天，所以左寸部位的少阴君火相应于夏天。现在的中医教科书不讲五运六气了，因为寒象跟肾关系比较密切，厥阴风木跟肝关系密切，少阴君火跟心关系密切，就把三部脉讲成心、肝、肾了。心、肝、肾记起来好记，但这样一来就不知道其中蕴含的五运六气动态规律了。其实知道这个动态规律的话，通过这个独取寸口法，抓住一个动态的周期就可以了，就不需要采用三部九候脉诊法。

"天人相应"，自然界按照五运六气运行，从冬天到春天，到夏天，到长夏，到秋天，五运六气的主气，从太阳寒水到厥阴风木，到少阴君火，到少

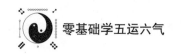

阳相火，到太阴湿土，到阳明燥金，反映到脉上就是寸口六部，而现在把它简化成左边心、肝、肾，右边肺、脾、命门，其实这是五运六气的主气的顺序。我们讲"天人相应"，自然界的气是按照初之气、二之气、三之气、四之气、五之气、终之气这样的时序运行的，所以人体的气化运动就要跟自然界的这种节律同步，跟自然界的节律同步，才是最和谐的状态。

于导演：现在是冬天了，在冬天，什么样的脉象才是最好的？

顾老师：冬天的脉主要反映在太阳寒水。冬天天气冷，太阳寒水这个脉比平时沉一点是正常的，假如这个脉不沉，就是火气没有收藏，那就不太好了。而且这个脉要比平时有力，沉了没力也不行。假如这个脉特别沉细，就表示身体里面感受的寒气重了，寒气已经伤了少阴肾经。五运六气所讲的命门，现在习惯被讲成肾，肾的概念比命门的概念要窄，讲命门更符合五运六气的思想。命门的元阳若是被寒气伤害，这个脉就会特别沉细。今年四之气的时候，寒气来得早，到了秋天之后，气温快速地降了下来，我们在临床上就发现病人中太阳寒水脉沉细的特别多，这个时候用附子的机会就多了。2013癸巳年二之气的时候出现倒春寒，很多地方都在下大雪，那时候我们在临床就观察到很多病人的太阳寒水脉特别沉细，而且不光是左手尺脉沉细，左手关脉也特别沉细。受寒水影响，那一年大量的病人都是重用附子治疗，临沂市人民医院中医科李玲主任对此印象很深，因为那时我们正好在临沂办五运六气培训班，有一天她介绍一些朋友来看病，我一共开了39张方，其中有19张方的附子用量都在60克以上，当时就是根据病人脉象所反映的天人相应关系开的。

在这里不是讲治什么病，脉象跟西医诊断的病没有什么关系，脉象反映的是身体跟自然寒水现象之间的关系。山东省中医药学会五运六气专业委员会主任委员李宏治疗了一个病情非常严重的皮肤病病人，也是根据当时的运气是寒气盛而加了大剂量的附子，就把皮肤病治好了，那个方子中没有一味药是治疗皮肤病的专药，但却治愈了皮肤病。所以中医经常可以不治病而病愈。

治病就如管理一个单位一样，当一个单位在管理中出现问题时，一些高明的领导可能不去追究某个人的责任，而是调整人之间的关系，调整领导班子，调整思想观念，进行体制改革，最后虽然没有追究个人责任，但单位的整体面貌变了，原来表现不好的职工也表现好了。

于导演：五运六气，跟心、肝、肾的传统叫法相比，更简单了是吗？

顾老师：这不是简单与复杂的问题。问题是现在的教科书已经曲解了脉象的意义，把寸口六脉直接与脏对应，而且把中医号脉讲成是中医诊断疾病的手段，所以中医院校的学生对学号脉不感兴趣。因为现在西医有那么多的检查手段，一检查就知道得的是什么病了，还号脉干什么？号脉能有西医检查那么精确吗？

于导演：所以，中医的号脉并不是诊断病，而是辨天人关系的？

顾老师：对。当然，中医也讲病，但这个病是天人关系的失调，是三阴三阳的病，所以我们辨病首先是辨三阴三阳。

（九）六经病欲解时

三阴三阳是反映自然界动态周期的开阖枢三种状态，脉象反映三阴三阳的部位，"欲解时"是厘定分辨"六经"的时间节点。刚才我讲的在山东省中医院会诊的那个病人，根据他疼痛发作的时间就可诊断他患的是太阴病。这个太阴病的概念跟西医的病的概念是完全不同的，我们讲的是在身体上呈现的一种反映在动态的三阴三阳方面的天人关系。

例如，如果是在下半夜一点多钟睡不好，或突然醒来，或在那个时候突然咳嗽，或突然拉肚子，或突然胃疼，或突然出现其他各种各样的症状，就表示厥阴这个时段出了问题，就按照厥阴病治疗。厥阴病的代表方就是乌梅丸。凡是学我们龙砂五运六气的，几乎每个人都在用乌梅丸治疗厥阴病，也多在从厥阴入手治疗疾病上尝到了甜头。

上海某医药集团的老总，他的老父亲背上燥热，严重影响睡眠，去了很多家西医三甲医院做检查，也查不出有什么病，因为查不出是什么病，西医就无从下手治疗。他还去找过很多有名的中医专家，专家们也是没有好的办法。后来这位老总带着他的父亲到我们这儿来治，我问病人什么时候背上最热，他说下半夜一点钟以后，再一号脉，发现符合厥阴的脉象，一下子就诊断为厥阴病！前后不过三分钟的时间就诊断明确了，乌梅丸方也就开出来

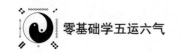

了。病人一剂药吃下去，当天晚上就未再燥热。一共吃了三剂药，五年过去了，至今都好好的。中医看病就那么简单。

下半夜一点到三点是厥阴病欲解时，此时发作的病就是厥阴病，用乌梅丸治疗；假如十二点以前就醒，就不是厥阴病，而是少阴病，多用黄连阿胶鸡子黄汤治疗。

所以，中医的病跟西医的病是完全不同的概念，西医看的是具体的器官或组织的病理变化，而中医看的是整个人体的动态的变化。我们中华文化研究的核心就是自然界的动态规律，太极、四象、八卦、河图、洛书、五运六气，都体现了这种动态周期规律。对自然界的这种动态周期规律把握得越好，了解得越深，对中华文明就了解得越深。

（十）智者察同

于导演：望、闻、问，是为了辅助切脉，提高切脉的准确性吗？

顾老师：是的。比如刚才，看到这个病人的面色比较黄，我就已经感觉到她的脾胃比较弱，再问一下她平时胃有没有不舒服、有没有拉肚子或胃肠胀气，就更有把握了。因为有时候会有假象，譬如望诊的时候发现病人脸是红的，是热象，但一问得知其手脚是凉的，这就是真寒假热。所以望、闻、问、切结合起来，可以收集到更多的信息，但并不是收集的信息越多越好。现在西医往往认为掌握的信息越多越好，把所有的信息都量化，从大数据中得出结论，认为这样才能最准确。其实，这是个误区。

"智者察同"，中华文化研究的核心是自然界的动态节律，明白这种动态节律就是动态方面的共同点，就不需要去一一区分事物之间形态上的许多差别，往往只要抓住最关键的一些数据就行，这叫"智者察同"。

西方人就不同了，他们是从形态上去找事物之间的不同点，由于"万物不可胜数"，所以就会把研究搞得非常复杂。

西医治病，需要从每一个形态上区分不同点，譬如病毒，变异一次，就出现一个新的病名。这样的话，病越分越细，病名也越来越多，所以现在西医有几十万种病名。一名医生怎么可能把几十万个病名全部讲得出来呢？所以西医很难有好的全科医生。

　　只有中医才可以有全科医生，因为中医不是把病越分越细，而是执简驭繁，通过对动态的把握，把全部病归纳到五、六两种节律上，五是五运，六是三阴三阳六气。所以《伤寒论》所有的病都是从三阴三阳去看。刚才讲的就是从三阴三阳来诊断病，这样看病会很简单。虽然通过望、闻、问、切可以从多方面采集信息，但信息并不是采集得越多越全越好，中医看病要抓的是动态中的关键点。比如刚才讲的上海某医药集团老总的父亲的案例，就是抓住了他背上最热是在下半夜一点钟以后这个时间点，抓住这个时间点，其他好多检查就都可以省略了。抓住时间点和脉象，就抓住了病的关键点，也就能做出诊断了，就不需要采集过多的信息了。所以，中医看病要学会抓住病机，抓住关键点，而不是要求病人做大量的化验检查。

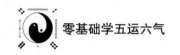
附二：龙砂师徒智见录

跟随顾老师学习，可以随时随地聆听其教诲。顾老师不仅在临证时教学使弟子学有所获，而且在茶余饭后经常与弟子交谈，这也使笔者受益匪浅。

（一）2017 丁酉年苁蓉牛膝汤的应用

2017 年 4 月 24 日，顾老师在茶余饭后给弟子等讲解了苁蓉牛膝汤的应用。

顾老师：今年丁酉年为燥胜年，补木的时候不适宜用温燥的药，而应以滋阴润燥药为主，比如苁蓉牛膝汤。这个方子的组成特点是阴中求阳，其中肉苁蓉与熟地黄相配，肉苁蓉为温润药，为坎中之阳，地黄为坎中之阴。该方中滋阴的药多为肝经药。可滋阴的药物有很多，比如沙参、麦冬等，但该方只用了乌梅和木瓜。乌梅和木瓜这两味药既能滋阴，又能入肝经。肝的特点是，"体阴而用阳"，所以又配了当归和芍药，当归补肝活血，芍药柔肝阴，二者有机结合。方中鹿角霜是针对疮疡症状而用的，所以有疮疡就可以用鹿角霜，没有疮疡的可以不加。

王敬（中国中医药报社）：我现在目涩、口干，是否可以服用苁蓉牛膝汤？

翁超明：可以用，因为您目涩，双眼疲劳感明显，口干、左脉弱，符合木虚之象。

顾老师：左关脉弱符合木虚的特点，左关脉为厥阴，对应脏腑为肝，可以用苁蓉牛膝汤。乌梅剂量可依据个人喜好而定，喜好酸的可适当加大乌梅量。

（二）隔八相生、升降出入与六经病欲解时

2018 年 2 月 2 日，恩师与龙砂弟子柳成刚（黑龙江中医药大学伤寒教研室主任）及笔者交谈，就困扰我们的几个问题进行了答疑解惑。

柳成刚：什么是"隔八相生"？

顾老师：诸多事物之间都是追求和谐的，如音乐相隔八个音为和谐音。古人看到这种规律，总结出客气的司天之气排序也是隔八相生。如2017年丁酉年司天之气为阳明燥金，从酉开始数，第八个地支就是辰，2018年为戊戌年，辰戌年司天之气为太阳寒水，五行相生，金生水，依此类推。古人发现自然界运气的动态周期变化规律是五行相生的。

柳成刚：关于升降，升即出阴入阳，降即出阳入阴；那么关于出入，出少阴入太阳与出少阳入太阴，怎么理解呢？

顾老师：用两个枢讲出入，可以用植物的种子来理解。少阴枢是太阳出少阴，一般不说成出少阴入太阳，这是阳气从少阴发出的状态，如同种子刚刚萌芽，破土而出，随着阳气的上升逐渐增长，这是量的改变。少阳枢是少阳入太阴，一般不说成出少阳入太阴，这是阳气的转枢的状态，是从少阳转入太阴开始降的状态，就像植物的种子增长到一定程度，就要开始转化以开花结果，这是质的改变。少阳的枢与少阴的枢不同：少阴的位置是阳气始生的位置，然后阳气开始上升；少阳的位置是阳气转枢的位置，在这个位置阳气从少阳转入太阴，然后开始下降。三阴是阳气的另一种表达形式。

柳成刚：少阳不在正南位、六气定位无正南正西，为什么？

顾老师：古人讲究的是动态观，不是平衡观，少阳的位置即是阴阳离合论最好的诠释。少阳位于东南位，缘于阳气从少阴始出后不断上升，处于动态的变化中，到东南位时表现出火热之象，此时的状态为少阳，而当阳气增长到一定程度时，少阳发挥枢转作用，到正南位时进入阳气的转枢状态，故少阳不在正南位。南方属火，为心所主，但六气中的少阴君火在北方少阴位，与肾对应，心肾相交，水火既济，命门的火是心火的储藏形式，处于动态的变化中，三阴三阳六气定位没有直接与正南位"心"对应，所以六气定位无正南。西方属金，为肺所主，但六气中的阳明燥金主降，是阳气的下降、收藏的状态，也不在正西位，故六气定位也没有与正西位"肺"对应。所以六气定位无正南正西，也无心肺之称。

柳成刚：如何理解六经病欲解时及三阴经病欲解时的排序有重叠呢？

顾老师：先说一下太阳病欲解时、太阴病欲解时，这两个时段在刚开始时使疾病欲解的力量都比较小，随着阳气慢慢增长，使疾病欲解的力量越来越大，到极点时力量最大，疾病就易解。太阳病多在巳至未时解，太阴病多在亥至丑时解。知道太阳病欲解时了，那么伸开左手（如下图所示），看左少阳、右阳明，可以看出少阳病在左侧食指寅至辰时解，阳明在右侧小指申至戌时解。定位三阳经病欲解时后，再看三阴经病欲解时。太阴病病轻的到亥时可能就解了，重的可能需要到子时依靠阴中的阳气来解。再重的可能到丑时解，但是如果亥时没有出现疾病症状，说明太阴没有出现问题；子时表现出症状来，说明是少阴出了问题。哪一经出了问题就表现出哪一经的症状。三阴病欲解时需要阳气的力量来解，随着阳气的逐渐增多而病易解，所以三阴病欲解时时间有重叠。要动态地看问题，不要静态地、平衡地看问题。另外，欲解时与症状发生的时间不是重叠的。

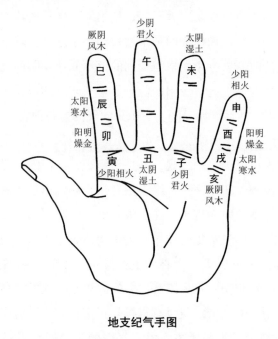

地支纪气手图

柳成刚：丑时是个关键的时间点，如何理解？

顾老师：丑时是厥阴病欲解时的开始时间，厥阴是六经中由阴出阳的时段，厥阴为阴之阖，疾病会依靠阳气的力量而解，所以到了丑时，一般病就向好。如果厥阴经出现了问题，多表现于丑时。如下图所示。

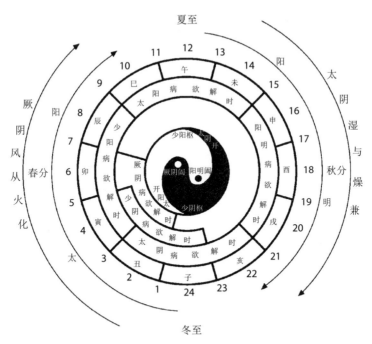

六经病欲解时示意图

柳成刚：六经病欲解时是六经的起源，对吗？

顾老师：这个说法不妥当。六经病欲解时不是六经的起源。六经开始时阳气的力量比较薄弱，阳气旺盛时容易使病解。三阳经病欲解时容易理解，三阴病欲解时往往需要靠阳气的力量而解，如太阴病欲解时病解不了的话，可以借助少阴、厥阴中的阳气的力量而解。

郭香云：我在跟诊时见您用柴胡剂治疗病人月经后感冒，为什么？对于崩漏病人，如何应用固冲汤和胶艾汤？

顾老师：月经后感冒为热入血室，《伤寒论》中从少阳病论治，故用柴胡剂。固冲汤为太阴病方，胶艾汤为少阴病方，怎么应用就看你如何选择了。

（三）顾老师和弟子的"聊天"

跟随顾老师学习，笔者才深刻体会到"上知天文，下知地理，中知人事"的意义。自然界任何事物的运动变化均受五运六气律的影响。学习五运六

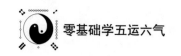

气，不仅要深入探究理论，还要从日常生活中去体悟，比如观察气象、物象等变化，以了解当时的运气特点。以下是顾老师和弟子们的"聊天"片段。

2017年4月11日。

弟子：今年南方尤其是海南温度较高，目前最高温度为37℃，比往年温度明显升高很多，而北方气温多在8~15℃，很多花的花期延后，如何从当前的运气分析？

顾老师：此值丁酉年二之气，少阳相火加临少阴君火，火盛于南方，符合时下的运气病机。北方受丁酉年初之气太阴湿土客气的影响，故出现倒春寒现象。

2017年8月2日。

弟子：今年是阳明燥金司天，最近为什么下雨比较频繁？

顾老师：今年降雨特点是强、短、促。2017丁酉年降雨比较急，来势较强，时间比较短，符合"燥极而泽"的运气特点，并且霉变现象少见。台风多但不强，虽然2017丁酉年为木运年，但是木不及，故台风多，但不太强烈。

（当时顾老师预言2017丁酉年下半年不会太冷，事实也确实如此，立秋过后高温天气还持续了一段时间。因为阳明燥金司天，少阴君火在泉，下半年燥热俱存，冬行春令，有些花在冬天提前开放。

另，2018年4月16日，山东邹城流苏花盛开，比2017年同时期早开8~10天，平均气温也比往年偏高。2018戊戌年为赫曦之纪，火运太过，气化运行先天，为此现象产生的原因。）

2019年1月22日。

赵桂琴：分享一个案例，病人每于立冬发病，立春而愈。先以血府逐瘀汤加黄芩、藁本治疗，后以敷和汤治愈。

初展：每年立冬发病，立春自愈，从欲解时的角度考虑，应该与当年终之气主气太阳寒水（而非客气）和来年初之气厥阴风木主气相关。戊戌年发病时似应选静顺汤，或《伤寒论》中的麻黄汤、桂枝汤、柴胡桂枝汤，而敷和汤恰中厥阴风木病机，所以用敷和汤可以理解。

朱若文：@初展 我个人认为，若从相关主气时段来看，立冬发病时尚处于五之气，立春厥阴风木时段自愈，值旺时而解，从厥阴入手更合适。得天时之助，且有脉象支持，所以用敷和汤比较好吧。

王燕青：某女，23 岁，研究生，每到冬至胃痛即发作，已连续 5 年。诊时为 2018 年冬至前一天，病人已感觉胃不适，伴烧心、口渴、心烦，舌尖红、苔薄黄，脉细小数。考虑冬至相当于一天中的"子时"，于是决定活用六经病欲解时的辨治思路，从少阴治疗，又因为属热证，故选用黄连阿胶汤原方，一剂而愈。

李宏：@ 王燕青 这个胃痛病例的治疗思路真好！跳出了昼夜规律。

顾老师：@ 王燕青 @ 朱若文 两位把欲解时理论的应用扩大到了年周期。很好！

2019 年 2 月 10 日。

弟子：全国各地可见雪景，南方地区降雪严重。

顾老师：从近期天气可以看到土运将至。

第三章　积跬步，观临床

王肯堂早年博采众长，编撰《证治准绳》，该书列证最详、论治最精，详于理论，为集明以前大成者，所论各科证治，条分缕析，平正公允。王肯堂晚年在《医学穷源集》中发出"运气之说，为审证之捷法，疗病之秘钥"之感叹。

龙砂医学流派代表性传承人顾植山教授重视五运六气，并对之进行了深层次的发掘提炼和创新发挥。顾老师用三阴三阳"开阖枢"理论阐发了《伤寒论》中六经病欲解时，激活了六经病欲解时理论在临床的广泛应用，并用以指导六经辨证和经方运用，别开生面，尤其是他辨厥阴病欲解时用乌梅丸治疗的独到经验，收到了极好的临床疗效；顾老师通过辨五运六气病机活用经典名方，深化了传统方剂的组方内涵，如对《伤寒论》的柴胡桂枝干姜汤，《金匮要略》中的薯蓣丸、温经汤，李东垣的清暑益气汤，以及王清任的血府逐瘀汤等的应用，均扩大了方药的临床应用范围。近年来，众多龙砂弟子临床应用三因司天方的示范效应，已引起广泛关注。

笔者通过跟师学习，初步掌握了五运六气的基础知识及应用，将运气思维广泛用于临床各科，均取得了显著疗效，尤其是对沉疴旧疾、疑难杂症和危重症的治疗多获奇效，有"四两拨千斤"之感。在临证时，把握运气病机是关键，天、人、邪三虚致病，所以要辨天、辨人、辨邪，察象握机，即察看天象、物象、气象、脉象、证象，五象合参，进行多因素综合分析，以顺从天人相应规律，调整人与自然的和谐关系。

十六首司天方各司其属，见效神速；经方、时方在运气思维指导下，彰显其独特疗效。试举顾老师及笔者数案例以兹明理。

一、司天方的应用

（一）顾植山附子山萸汤治疗寒湿证

沈某，男，1966年初出生，2017年6月4日初诊。

病人双膝部发凉多年，加重1个月。病人无明显诱因膝部发凉时作，相关检查无异常，口服活血药物及局部热敷后症状会暂时缓解，平时感觉膝凉如覆冰，外出均戴护膝，给工作和生活带来不便，近1个月遇寒后症状加重，恳求中医调理。症见：双膝部皮肤湿冷，畏风，伴脑鸣，夜寐差，半夜易醒，纳谷一般，大便稀溏，小便调，舌暗苔少，脉沉细。双膝关节无红肿畸形，触之皮温低。既往有颈椎病、胃幽门螺杆菌阳性病史。

该病人膝部发凉多年，结合舌脉，应为内有寒湿。此值丁酉年，岁值木运，风气内动，脾土受肝木所戕，易致肝脾失调，脾虚寒湿不化，可见胃脘不适及皮肤湿冷之象。病人出生于丙午年初之气，岁运寒水太过，客气太阳寒水，水盛土气来复，体内寒湿较重，故可见膝冷时作。综合分析，符合岁土太过之岁寒湿偏盛、真阳被遏的病机，顾老师给予六甲年司天方附子山萸汤：黑顺片5克（先煎），净萸肉15克，炒乌梅10克，宣木瓜15克，肉豆蔻6克（后下），法半夏10克，公丁香3克，煨木香10克，炮姜片6克，炒甘草10克。7剂。

附子山萸汤出自宋代陈无择的《三因极一病证方论》，为六甲年土运太过之运气方。缪问注曰："敦阜之纪，雨湿流行，肾中之真气被遏，则火用不宣，脾土转失温煦，此先后天交病之会也。"《黄帝内经》谓："湿淫于内，治以苦热。"病人就诊时间是丁酉年，而病人的诸象表现为寒湿内盛，不符合丁酉年燥热内盛的运气病机。张从正在《儒门事亲·治法心要》中记载"病如不是当年气，看与何年运气同，便向某年求活法，方知都在至真中"。附子山萸汤符合病人此时的运气特点，故顾老师紧握运气病机，于丁酉年灵活用之，因变而求气。方中以大热纯阳之黑顺片直达坎阳，回厥逆而鼓少火，治肾而兼治脾。佐以山萸肉酸收而无劫液之虑。土胜风木来复，以乌梅、木瓜酸以柔肝治肝急、泻肝木，肉豆蔻辛温助土兼有止泻之功，半夏辛温燥湿

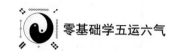

又可利湿，木香辛苦以调气，大枣甘以悦脾和胃。诸药配合，酸苦泻木，辛热祛寒利湿，辛甘利湿和胃。顾老师在应用此方时，初诊考虑丁酉年阳明燥金司天，就诊时间又值三之气，主气少阳相火，客气阳明燥金，燥火亢盛，易灼阴津，需少用热性药物或减少热性药物的剂量，即"用热远热"，故黑顺片初始剂量较小，仅为5克。

2017年6月11日二诊。病人服药后双膝怕凉感减轻，大便已成形，夜眠推迟到夜间4~5时醒，仍脑鸣，舌暗，苔少有黏沫，脉沉细略紧。

病人服药后症状有减轻，守方调整，将黑顺片剂量加至30克，以增强温阳化湿之力。病人仍有膝凉、脑鸣之症，依据舌脉，诊断为上热下寒，肾水亏虚不能潜阳，以致虚火上炎。治以引火下行，合引火汤之义。处方如下：黑顺片30克（先煎）、净萸肉15克、炒乌梅10克、宣木瓜15克、肉豆蔻6克（后下）、法半夏10克、公丁香3克、煨木香10克、炮姜片6克、炒甘草10克、熟地黄60克（砂仁泥6克拌炒）、天门冬15克、麦冬15克、巴戟天15克、五味子10克、茯苓15克。14剂。

陈士铎《辨证录》里的引火汤，原用于治疗咽喉肿痛的阴蛾病症，是用温药治疗龙火上燔的一种方法，顾老师将此方广泛应用于治疗口疮、舌疮、耳鸣等上热下寒、虚火上炎的各种病症。方中用大量熟地黄补少阴肾水，潜藏浮阳，以引火下行；天门冬入阳明主降，配麦冬引火下行，巴戟天温润，使滋阴不过于滋腻，取"阳中求阴"之义；五味子敛阴阳之气于坎中；茯苓淡渗下行，调节气机，协同调整阴阳，使心火交于肾水，水火既济。顾老师临床中应用熟地黄，量偏大时多用砂仁泥拌炒，以减滋腻之性。

2017年6月25日三诊。病人服药后怕冷感明显减轻，脑鸣亦减少，大便又转稀溏，每日1~3次，舌暗，苔略厚，左脉沉紧，右弦细。

病人服用上方治疗怕冷感显效，但出现大便异常，考虑为体内寒湿盛，熟地过于滋腻，故将熟地剂量改为30克，黑顺片加至60克，以加大温阳之力，并加醋龟甲20克（先煎）以滋阴潜阳，加炒白术20克以培补脾土。7剂。

2017年7月9日四诊。病人膝部怕冷感已无，大便转成形，脑鸣未再作，诸症渐愈。效不更方，嘱病人续服7剂，善后调理。

（二）审平汤治疗严重夜游症

费某，男，1949 年出生，2017 年 11 月 30 日初诊。

病人梦游时作一年余。病人一年来每晚睡眠中忽然坐起来自行下床，发作时胡言乱语，摔打衣物，致使家人夜眠不得安宁，自己却全然不知，醒后如常人。病人自述平素头晕头涨，多梦，早醒，伴口干口苦，大便 2 日 1 次，小便略频。舌暗红，苔白腻，脉细弦。既往有高脂血症、高血压病史。

中医认为"阳入阴则寐"，否则夜不宁。病人发作性梦游，按照三阴三阳开阖枢理论，阳明阖乃能寐，阳明不降，阳不入阴，当为夜游症之重要病机；另外，病人伴发头晕、口苦、大便不畅症状，符合阳明不降之象。病人就诊于丁酉年终之气，丁酉年阳明燥金司天，少阴君火在泉，君火又为终之气的客气，阳专其令，表现为金燥火烈，阳明不降，病机相投，故给予卯酉之岁司天方审平汤：天门冬 20 克，山茱萸 10 克，赤芍药 12 克，制远志 10克（先煎），木蝴蝶 10 克，生白术 15 克，生姜 9 克，大枣 10 克。6 剂。

审平汤原方中有紫檀香，紫檀香性味咸、寒，入阳明经，以制阳热上浮诸症，但一般不易在药房中购买到，所以顾老师建议用木蝴蝶代替以降阳明。《本草纲目拾遗》言木蝴蝶"治心气痛，肝气痛，下部湿热"。该药入肝、肺、胃经，从六经来看归属厥阴、阳明，可调节气机升降之路，重在降阳明。

2017 年 12 月 6 日二诊。病人夜眠梦游症状明显减轻，毁物现象减少，头晕已消失，偶有头涨，仍有早醒，多在寅时后醒，口干，大便转为每日 1~2 次，舌暗红，质欠润，苔白中腻，左脉弦浮，右脉细濡。

病人服上方后见效甚快，说明药已中病，可效不更方，但病人仍有早醒之症未解，想起笔者侍诊恩师左右时，见恩师常用血府逐瘀汤治疗早醒，屡用屡效，于是笔者试以效仿，给予血府逐瘀汤治疗，并与审平汤合用，开方如下：天门冬 15 克，山萸肉 10 克，生白芍 15 克，制远志 10 克（先煎），木蝴蝶 15 克，生白术 15 克，酒当归 10 克，生地黄 10 克，杜红花 9 克，桃仁泥 12 克，炒枳壳 12 克，北柴胡 10 克，川牛膝 12 克，玉桔梗 12 克，炙甘草 6 克，大川芎 10 克。6 剂。

一开始见恩师用血府逐瘀汤治疗早醒，笔者不理解，趁机请教，恩师

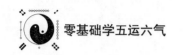

回答说："抓住时间点，从六经病欲解时考虑用药，寅时后发病，治从少阳，枢转气机，多能获效。"同时，恩师强调，司天方尽量先单方应用，不随意加减。

2017年12月12日三诊。病人服上方后未再有夜游现象，已无早醒，口干减轻，大便转正常，嘱其续服二诊方6剂。

随访，病人服药后病已愈。

本病案符合阳明燥金司天的病机，临证时遵循司天、司人、司病证的诊疗体系，当病机符合时下运气特点时，应用当年的司天方，取得显著疗效。

（三）司天方麦门冬汤治疗支气管哮喘

崔某，女，1947年1月2日出生，2018年1月23日初诊。

病人咳喘间作30余年，加重2周。病人患有支气管哮喘、过敏性鼻炎30余年，平素于秋冬季节咳嗽、憋喘发作，持续时间2~3个月，自服化痰止咳等药物，并多次住院接受西药治疗，病情极不稳定，憋喘时有发作。2周前病人不慎受凉后感冒，发热4天，退热后咳嗽不已，憋喘明显，鼻塞，进行抗感染治疗1周，效差，现求中医调理。刻下：咳嗽剧烈，夜间憋喘，睡眠差，咳痰不易，鼻塞，纳差，不思饮食，大便偏干，每日1次，小便可，舌尖红，苔薄少津，脉细濡，右寸脉弱。

病人有咳喘病史，多发于秋冬季节，阳明燥金主令，现又发咳嗽、憋喘，病位在肺，《素问·气交变大论篇》云："岁火太过，炎暑流行，肺金受邪，民病疟，少气咳喘，血溢血泄注下。"此逢戊戌年火运太过，气化运行先天，肺金受邪，寸口六部脉为主气六部，右寸主阳明燥金，所应脏腑为肺，右寸脉弱提示肺气不足，阳明降之不利。恩师指出当年右寸脉弱是应用司天方麦门冬汤的主要依据。《三因司天方》中缪问注麦门冬汤"惟肺脉微弱者宜之，若沉数有力及浮洪滑疾者，均非所宜"，恩师又指出，当证象与脉象不相符时，可舍证从脉或舍脉从证。本病案中，结合病人脉象、证象，以及恰逢火盛伐金、金气不足的运气病机，投以司天方麦门冬汤：剖麦冬30克，炙桑白皮15克，潞党参15克，炙紫菀12克，香白芷10克，姜半夏12克，淡竹叶10克，云茯苓15克，炙甘草10克。6剂。

2018 年 1 月 29 日二诊。病人服药后憋喘、鼻塞明显减轻，咳嗽减少，夜眠好转，仍口干，大便略干，舌脉如前。

病人就诊于戊戌年初之气，恰逢气交过后，受丁酉年燥金司天影响，金燥之象仍明显，日久燥伤阴，故表现为口干、大便干，结合阳明燥金司天方审平汤之义，在上方基础上加明天门冬 15 克、生白术 15 克、木蝴蝶 10 克以润燥降气。嘱病人续服 6 剂。

随访：病人服药后不再憋喘，夜眠转正常，咳嗽、纳差诸症均明显好转。自此，病人每年秋冬季节服用膏方调理，至今憋喘未发作，既往每年频发感冒，至少住院 3 次以上，自从在笔者门诊接受中医调理后，很少感冒，再没有住过院，病人感谢不已，逢人必讲："服用郭医生开的中药，不仅避免了多次打针的痛苦，还节约了几年的住院费用。"

该病案抓住了脉象、证象的变化与时下运气病机相符，故投方辄效。临证时掌握病证的一两个要点，切中病机，多可执简驭繁。

（四）司天方麦门冬汤治疗高血压

王某，男，1963 年 6 月出生，2018 年 5 月 10 日初诊。

病人患高血压 3 个月，加重 1 个月。病人 3 个月前查体发现血压升高，随后监测，血压时高时低，最高可达 200/110 mmHg，未有明显不适，未重视治疗。近 1 个月血压居高不降，伴乏力，心慌时作，气短懒言。服用降压药物，会因血压降得过低而出现头晕不适，曾入住我院心内科系统调理，血压仍高低不定，来笔者门诊要求中药调理。

刻下：乏力，懒言，怕冷，胸闷纳差，口干咽干，二便尚可，舌暗红，苔白少津，脉左沉细，右细弱，有结脉。体型偏瘦，神志清，精神差，既往有心律失常病史。

2018 戊戌年为火运太过之年，病人发病于初之气，此时段少阳相火加临厥阴风木，风火相煽，火灼肺金，金气不足，阳明降之不利，气机升降紊乱，病人可出现血压异常；病人表现为乏力、气短、心慌、脉象右细弱，诸象合参，应为正气不足，肺气亏虚，与运气病机相符。审时、察象、握机是临证论治的关键，握机用药，调整好天人关系，高血压会不治自降，给予六

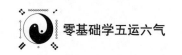

戊年司天方麦门冬汤：剖麦冬 20 克，炙桑白皮 15 克，钟乳石 15 克（先煎），太子参 12 克，炙紫菀 10 克，香白芷 12 克，清半夏 12 克，淡竹叶 10 克，炒甘草 10 克。6 剂。

2018 年 5 月 22 日二诊。病人服用上药 1 剂后自感乏力心慌减轻，血压得以控制，停用降压药物，服完 6 剂中药后，血压一直维持于 130/75 mmHg 左右。现要求再服中药巩固治疗。时其纳谷不香，怕冷，夜眠易醒，有时心慌气短，舌暗红，苔薄，脉细沉。

上方投之辄效，遂于前方加六神曲 12 克、炒酸枣仁 15 克、五味子 10 克、炙远志 6 克以培土生金、引阳入坎。6 剂。

2018 年 5 月 29 日三诊。病人服上方后血压稳定，已完全停服降压药，食欲渐增，心慌、夜眠差等症好转。

随访至今，血压一直平稳。

本案例打破了传统的思维模式。应用运气思维治疗类似案例在龙砂弟子的临床医案中不胜枚举，如很多高血压、糖尿病、皮肤病病人，单用运气方调理，"借天之力，得天之助"，不添加任何药理学认为能降压、降糖等对症治疗的中药，即可有效控制病情或达到治愈的效果，且部分病人可摆脱终生服药的痛苦，正如《汉书·艺文志》所述："有病不治，常得中医。"

（五）白术厚朴汤治疗高血压

朱某，男，1979 年 4 月 5 日出生，2019 年 2 月 28 日初诊。

病人患高血压 3 年，加重 5 天。病人为壮年男性，有高血压家族史，3 年前诊断患有高血压，初期未重视治疗，半年后血压逐渐上升，最高达 200/100 mmHg，始服用降压药物，血压控制差，也未按时监测血压变化。5 天前血压异常升高，口服降压药增加为 2 种，联合应用并增大剂量，同时静脉滴注改善循环药物，血压仍不降，波动于 160~170/80~90 mmHg，求中医调理。刻下：头痛头沉，颠顶两侧甚，午后加重，胃脘灼热，纳眠可，大便黏腻，每日 2 次，小便调，舌淡紫，苔薄腻，脉左小弦，右关濡弦。

病人就诊时为己亥岁初之气，岁土不及，厥阴风木司天，木气盛行，脾土受戕，脾失运化水湿，日久痰湿不化，风痰上扰，故头痛头沉、脉弦、大便黏腻。病人出生于己未年二之气，土运不及，太阴湿土司天，故素有内湿，恰逢岁土不及年，土虚木盛，故颠顶部痛甚；头痛多见午后加重，胃脘灼热，病在阳明，"实则阳明，虚则太阴"，病人素性土气不足，治从太阴，白术厚朴汤为岁土不及司天方，符合时下运气病机，投之以扶土抑木降气，病人就诊于初之气，风木主令，加乌梅入厥阴。于是笔者处方如下：生白术30克，川厚朴10克，紫油桂3克（后下），广木香10克，炮姜片5克，清半夏12克，小青皮6克，炙甘草10克，炒乌梅10克。5剂。

2019年3月4日二诊。病人从服用中药开始就停用降压药物，服用中药2剂后头痛已无，胃脘灼热感亦消失，大便由黏腻转为正常，血压多在140~150/70~80 mmHg，刻下头晕沉较前减轻，余无明显不适。舌脉同前。上方服之有效，血压较前明显控制，值风木主令，易从火化，上方调整续服，减炮姜辛热之品，加明天麻12克以平木熄风。7剂。

2019年3月11日三诊。血压稳定，多控制在正常范围内，精神好转，大便每日1~2次，舌淡，苔白略腻，脉细弦。效不更方，续服14剂后停服。

随访至今，血压控制可。

本案例强调中医"见病不治病"。2017年笔者跟诊学习时，顾老师常用苁蓉牛膝汤原方调治顽固性高血压，虽方中不添加现代药理学认为有降压作用的中药如天麻、钩藤等，但均可取得神奇的降压效果，不仅能停用西药，而且血压稳定不反升。顾老师指出"天人合一"思想是中医之魂，调整天人关系，遵循天人相应规律，达到人与自然和谐，许多疾病可不治而自治。临证谨守运气病机，掌握天道，"奉天承运"，随运而变，灵活应用司天方调治难治性高血压效果不容置疑，前面提到的用司天方麦门冬汤治疗高血压亦是很好的例证。

（六）司天方治疗痛风

案例1　静顺汤治疗痛风

陈某，男，1964年10月出生，2018年6月12日初诊。

病人10余年前左手拇指关节红肿疼痛，诊为痛风，口服抗痛风类药物，病情稳定，随后拇指关节痛间断发作。2018年2月23日左足蹈趾关节疼痛

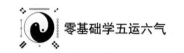

剧烈，口服西药起效甚微。3 天前因气温下降，夜间左足踇趾关节局部突然红肿，疼痛加重。刻下活动困难，步履蹒跚，左足不敢走路，触地即疼痛难忍，体温升高，波动于 37.5℃上下，夜间左足痛甚，夜眠差，纳谷可，大便每日 1~2 次，质黏，小便调。舌暗红，苔白厚腻，脉沉弱，尺脉尤弱。触之左足部皮温略高。既往有过敏性鼻炎病史。血尿酸值 538 μmol/L。

病人素有内寒痼疾，于 2018 戊戌年初旧病复发，值太阳寒水司天，病情加重期及就诊时间均为三之气，客气为太阳寒水，又不慎受凉，外寒引动内寒，寒临太虚，阳气不令，温煦功能下降；出生于甲辰年，司天之气也是太阳寒水，多种因素综合，笔者认为病人受寒水影响明显，寒凝血瘀，不通则痛，故足部疼痛发作，夜为阴，寒遇阴更甚，所以夜间明显，舌暗、尺脉沉弱，均为寒水内盛之象，符合寒水司天、阳气不令的运气病机，可应用辰戌太阳寒水司天方静顺汤，由于三之气主气为少阳相火，值岁火太过年，为防热伤气，减少方中辛热之品的剂量，加党参、地榆、枸杞、泽泻以培土御水。所以，以静顺汤加减调方如下：制附子 6 克（先煎），炮干姜 6 克，云茯苓 15 克，川牛膝 15 克，宣木瓜 15 克，西防风 12 克，诃子肉 10 克，生地榆 20 克，炙甘草 10 克，建泽泻 12 克，潞党参 15 克，枸杞子 15 克。5 剂。

2018 年 6 月 17 日二诊。病人服药 1 剂后左足踇趾关节疼痛明显减轻，体温转为正常。刻下左足疼痛有时在下半夜发生，二便如常，舌暗，苔薄腻，脉细沉。

病人病情明显好转，效不更方，续服上方 10 剂。服用 1 周后病人左足活动可，行走正常。复查尿酸值 328 μmol/L，为正常值。

随访病人痛风未再发作。

本案例的特点是依据疾病复发时间、就诊时间、出生时间，结合病证特点，从天、人、邪三种致病因素综合分析，病人之疾都符合当年的运气病机，故应用当年的司天方治疗效如桴鼓。

案例 2　麦门冬汤治疗痛风

赵某，男，1980 年出生，2018 年 7 月 21 日初诊。

病人 3 年前因右足踇趾疼痛时作，经系统检查诊为痛风，每年发作一次，一般口服秋水仙碱等药物治疗，症状缓解后停用。此次因饮凉啤酒发作，右足红肿疼痛加重 1 周，不能正常站立行走，二便调，舌淡紫，苔白腻，脉细沉，双寸脉弱，右甚。既往有高血压病史多年，血压最高 140/100 mmHg，未口服降压药物。查体可见右足踝水肿，色紫暗，触之皮温不高。

2018 戊戌年岁火太过，赫曦之纪，炎暑流行，肺金受邪，病人就诊时间为三之气末，此时受主气少阳相火之影响，火气内盛，且病人庚申年出生，庚申年少阳相火司天，多因素分析，病人乃因火盛克伐肺金，致肺气不足。自然界的节律性运动规律会反映在人体寸口脉上，病人右寸脉弱是肺气不足的表现，也是应用司天方麦门冬汤的主要指征。火邪内盛，水气来复，病人又不慎饮冷，火气郁闭，内灼肺金，加重金气不足，治以抑火救金，司天方麦门冬汤恰逢其时，加车前子引水火之气入坎，兼以利水消肿；丹参活血通络，通达内外。处方：剖麦冬 40 克，桑白皮 15 克，潞党参 15 克，蜜紫菀 10 克，香白芷 15 克，清半夏 12 克，淡竹叶 10 克，炙甘草 10 克，盐车前子 24 克（包煎），紫丹参 15 克。7 剂。

2018 年 8 月 1 日二诊。病人服用上方 7 剂后右足疼痛缓解，已能活动，自述可正常打篮球，血压也降至正常，续服 7 剂。

随访右足未再疼痛，行走正常，血压稳定。

上述两则案例均为痛风，就诊时间相近，治疗有别，体现了同时同病异人异方。案例 1 病人甲辰年出生，岁土太过，太阳寒水司天，素有内寒，又不慎受凉，受当年司天之气太阳寒水的影响明显，阳气不令，故生寒湿之病，尺脉沉弱，从天象、证象、脉象综合分析符合寒湿之会，故以岁气方静顺汤投之辄效；案例 2 病人庚申年出生，少阳相火司天，厥阴风木在泉，风火相煽，先天火气有余，又逢戊戌年岁火太过，肺金受邪，反映在寸口脉上为右寸脉弱，治以抑火救金，司天方麦门冬汤符合时下的运气病机。同一种疾病，即使发生在同一时间段，因人的运气体质不同及受当时运气变化的影响不同，症同而运气病机不同，故选方有别。《素问·五运行大论篇》云："从其气则和，违其气则病。"这也是临证时选择岁运方或岁气方的原则。

（七）敷和汤合白术厚朴汤治疗瘾症

贺某，女，1950 年 9 月出生，2019 年 4 月 2 日初诊。

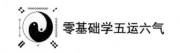

病人有抑郁症病史16年余，平时心神不定，后背有灼热感，每逢春季加重，曾于各大医院诊治但效果不显，长期口服抗抑郁药物但不能控制病情。今年发病频繁，近1周精神状态极差，惊慌失措，烦躁不安，猜疑心重，周身疼痛难忍，甚则用头撞墙，严重时有轻生念头，时而寡言少语，时而爆发如雷，现口服多种抗抑郁药，仍彻夜不眠，纳差，大便每日2次，小便可，舌质红，苔薄黄腻，脉左弦，右弦浮。

病人发病特点比较典型，每于春季即多在每年初之气加重，主气厥阴风木主令，此值己亥年，岁土不及，风乃大行，厥阴风木司天，风从火化，风火相煽引发旧疾；且病人出生于庚寅年，该年司天之气少阳相火，素体火邪内盛；"风善行而数变"，周身疼痛等诸症为风木内动之象，故病在厥阴；从天、人、邪因素综合分析，均符合厥阴风木司天、火郁待发的运气病机，给予厥阴风木司天方敷和汤。木气亢盛必及脾土，又值岁土不及年，脾土亦虚，故纳差、不思饮食，宜培土抑木，合用六己年岁运方白术厚朴汤。就诊时值己亥年二之气，太阳寒水加临少阴君火，按照缪问注《三因司天方》敷和汤之义，加麦冬以和阳，山药以益土。方药如下：清半夏12克，云茯苓15克，生酸枣仁20克，炒枳壳10克，五味子10克，炮姜片10克，小青皮6克，大红枣10克，炙甘草10克，炒白术20克，川厚朴10克，广陈皮10克，剖麦冬20克，怀山药15克。7剂。

2019年4月10日二诊。病人服用上方3剂后不再周身疼痛，精神状态转佳，其中一种抗抑郁药由之前的每日3片减为每日半片，夜眠能间断入睡3小时许，舌象同前，左脉转为小弦。

病人服用上方后如获"定海神针"，自述10余年来从未有过如此轻松的感觉，激动得热泪盈眶，直叹用方之妙，药效之神奇。仔细分析，笔者临证时就是抓住了当时的运气病机，顾老师曾讲过大禹治水的故事，洪水泛滥只是一种表面现象，而我们要看到更深层的原因，弄清楚事情发生的缘由才是最重要的，故临证时要把握好运气病机用药。上方加炙远志15克引阳入坎以安神定志。续服14剂。

2019年5月23日三诊。上述中药共服用1个月，癔症已愈，原有的抗抑郁药物均停用。神志精神可，纳谷香，大便、夜眠均转正常。刻下咽部痒，干咳时作 3 周，白日多发，鼻塞流涕，遇冷后明显。舌淡红，少津，苔薄，左脉细弦，右脉略弦，求中医调理。病人此次发病以干咳为主，就诊时间为三之气厥阴风木加临，风木又为司天之气，此时病机为木气亢盛，肝木反侮肺金，投以司天方敷和汤抑木救金，加紫菀兼以降气平木。处方：清半夏 12 克，云茯苓 15 克，生酸枣仁 20 克，炒枳壳 10 克，五味子 10 克，炮姜片 10 克，小青皮 6 克，大红枣 10 克，炙甘草 10 克，蜜紫菀 15 克。病人服用 7 剂后无不适。

本病案为岁运方和岁气方合用的典型案例。该病为沉疴旧疾，每年均在厥阴风木当令时规律性地病情加重，考虑病在厥阴，治从厥阴，恰逢厥阴风木司天，故应用当年的岁气方敷和汤；诸象合参，有土运不及的病象，故合用岁运方白术厚朴汤，两方共用以抑木扶土。临证时综合考虑病人的某个症状或几个症状，辨明运气病机，病机相投又恰逢运气年，待机应用岁运方和岁气方，可获奇效。

（八）司天方合经方治疗危重症——噬血细胞综合征

噬血细胞综合征是一种多器官、多系统受累，进行性加重伴免疫功能紊乱的巨噬细胞增生性疾病，其特征是发热、肝脾肿大、全血细胞减少。该病在亚洲国家发病率较高，来势凶险，病死率高达 45%。此病可引起严重的并发症，如出血、感染、多脏器功能衰竭等。该病例是笔者工作以来遇到的首例比较罕见的血液系统危重症。

李某，女，1956 年 3 月出生，2019 年 10 月 25 日因"发热 2 周"入住我院血液科，初期诊为"噬血细胞综合征"。病人入院后发热不退，每天下午 3 点开始发热，体温 38~39℃，遵医嘱口服退热药后仍持续发热五六个小时后体温才能降至 37℃左右，经抗感染、输血及对症治疗，发热仍反复发作。病人全身乏力，精神萎靡。多项检查指标处于危急值，全血细胞减少，白细胞数量为 $0.16 \times 10^9/L$，骨髓穿刺提示巨噬细胞增多，留置导尿。家属已签署病危通知书。

2019 年 11 月 7 日请笔者会诊，症见：发热，伴乏力懒言，纳差，腹胀，舌淡胖，边有黏沫，质偏暗，脉左细弦无力，右弦略浮，寸关弱，面色苍

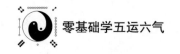

白，手足皲裂严重，腹胀如鼓，下肢指压凹陷性水肿。

病人发病特点为每天于午后3时发热，按六经病欲解时分析，病在阳明（阳明病欲解时从申至戌上）；据象观之，舌象、脉象均为脾气亏虚，化源无力，病在太阴，"实则阳明，虚则太阴"，病人病重危急，体虚机体抵抗力下降，急需补虚，治从太阴。发病于己亥年五之气，岁土不及，客气太阴湿土加临，土气不足，脾失运化，气血生化乏源，急需顾护太阴，给予元己年岁运方白术厚朴汤补太阴，降阳明。己亥年是厥阴风木司天，少阳相火在泉，《素问·六元正纪大论篇》述"凡此厥阴司天之政，气化运行后天……终之气，畏火司令，阳乃大化……必折其郁气，资其化源……"，此时段接近于终之气，又值少阳相火在泉，门诊病人上火症状偏多，相火之象已显，该病人发热不退，郁热不散，应疏利气机，调整阴阳，可应用柴胡剂。拟太阴方和少阳方合用，白术厚朴汤合小柴胡汤化裁，扶土抑木，散火降气，配以审平汤之义降阳明。处方：生白术20克，川厚朴10克，广陈皮10克，川桂枝10克，广木香10克，清半夏10克，生甘草6克，北柴胡12克，炒黄芩12克，天门冬30克，木蝴蝶15克，太子参25克，京赤芍10克。1剂。

2019年11月8日，病人儿子发微信说："我妈服了两次您开的中药后，身体不适减轻，比前两日轻松很多，精神好转，手上力量比之前增强，昨天下午3点以后体温升到38℃，1小时15分钟后热退，至今状态不错。"

2019年11月9日，我到病房会诊。病人下午3点以后体温在37.2~37.5℃，精神明显好转，食欲增，舌淡紫，苔薄，脉弦无力。已拔除导尿管。

病人现已转危为安，家属甚为欢喜，管床医师对此转变也感到惊奇不已。上方获效，加党参12克以增培土益气之功，3剂。

2019年11月10日，病人儿子发微信说："我妈的水肿退了不少，目前两足只有轻度水肿，效果很好，昨天下午3点左右体温37℃，身体无其他不适，精神状态不错，能坐起来吃饭了。"

2019年11月12日下午，我到病房查看，病人手足及腹部水肿已消退，二便正常，精神可。体温有时波动于37.5℃左右，无明显不适，体力欠佳。舌淡紫，苔薄白，脉细弦。

病人精神状态逐渐好转，辨病在太阴、少阳，服用上方后诸症明显减轻，方药与运气病机相符，但目前仍有低热，笔者请教顾老师，顾老师回复"上方有效可继用，增大柴胡剂用量"。《伤寒论》中论小柴胡汤方："柴胡半斤，黄芩三两，人参三两，甘草三两，生姜三两，半夏半升，大枣十三枚。"病人乏力纳差均好转，目前低热，结合时下发病特点，考虑少阳病，转以柴胡剂为主，处方调整为：柴胡30克，清半夏20克，炒黄芩15克，太子参25克，炙甘草15克，炒白术20克，川厚朴10克，广陈皮10克，川桂枝10克，生姜片10克，大红枣15克。1剂，分三次服用。

2019年11月13日，病人体温37℃，精神状态转佳，可下床活动。舌淡胖，质紫暗，苔中腻，脉细弦。从舌象看，仍有土虚湿盛之象，上方加党参15克扶土化湿。病人续服2剂，未再发热。血常规趋于正常，行骨髓穿刺及细胞学检查。

2周后确诊为多发性骨髓瘤，专科建议化疗或骨髓移植。化疗1次，病人出现明显不适，遂停用化疗方案，要求续服中药。笔者给予薯蓣丸调理善后，1个月后病人正常下地干农活。

后依据运气变化随运调整处方至今，病人精神状态佳，面色红润，一如常人。病人及其家人感激不尽，送锦旗以答谢，逢亲戚和周边街邻必讲"郭医生太神了，几服中药就救了我的命"。

本案例之疾为危重症，笔者应用运气思维，把握运气病机，化繁为简施治，使病人转危为安，再次印证了中医的科学性、有效性以及在危重症中的高效救治作用。中医治疗的是有病的人，而不是人的病。调整好天人关系，即使是重疾也可快速转危为安或治愈。这一案例也增强了笔者治疗疑难危重症的信心。

（九）苓术汤治疗胃息肉

王某，男，1942年12月出生，2020年5月20日初诊。

病人10年前被诊断患有"胃息肉"，当年切除，之后每年行电子胃镜复查均提示有新发胃息肉，最多时有胃息肉30多个，每次均行电切术。2020年初复查胃镜提示多发息肉16个，病人不愿再行手术治疗，转至门诊求中

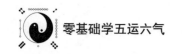

医调理。症见：胃脘胀满，泛酸，脐周怕冷，不敢进食水果，消瘦，大便每日 1~2 次，不成形，小便调，纳眠可，舌淡红，苔中后略厚，脉左细弦有力，右偏濡。

病人为老年男性，胃息肉诊断明确，素性脾胃不和，多次诊疗病情反复，情绪不畅，木气不舒，横犯脾土，表现为胃脘胀满等，观其舌脉，符合木气不舒，土气不足之象。病人出生于壬午年终之气，彼时木运太过，寒水主令，肝木亢盛，则脾土受伤，痰湿内聚，日久成疾，应扶土抑木，给予壬年司天方苓术汤：云茯苓 15 克，清半夏 12 克，川厚朴 10 克，炮姜片 5 克，砂仁泥 6 克，炙甘草 10 克，广陈皮 10 克，潞党参 15 克，白豆蔻 9 克（后下），鸡内金 12 克，炒白术 15 克。7 剂。

2020 年 5 月 27 日二诊。病人服药后胃脘胀满诸症减轻，泛酸减少，舌脉如前。诸症符合脾土不足、寒湿内聚之病机。上方有效，加山药 15 克益中扶土，嘱病人续服 14 剂。

2020 年 6 月 10 日三诊。病人服药后胃脘已无胀满，泛酸症状消失，脐周怕冷感渐无，食欲增，自述多年不敢进食水果，现终于可以大饱口福了，体重较前增加 1.5 千克，大便转为每日 1 次，质稀，舌暗红，苔少，脉细沉。

病人胃息肉形成的影响因素很多，饮食失常、情绪的异常，以及自然界的运气变化，皆可导致人体内部功能紊乱。应用五运六气思维调整人与自然、人体内部之间的和谐关系，使脏腑的功能协调，疾病就会不治而愈。病人服用上方后诸症明显好转，效不更方，嘱病人续服 7 剂巩固治疗。

2020 年 11 月 6 日复查胃镜，已无胃息肉。病人喜出望外，每年必查必做的"胃息肉切除术"终于不用再做了，免去了痛苦的折磨，幸福感倍增，随即发短信曰："郭大夫，感谢你治好了困扰我多年的胃息肉！"时隔近一年，病人安好无恙，于 2021 年 10 月送锦旗以表感谢！

其实，临床上有很多查体发现的息肉、结节等类似疾病，以及无典型症状、无证可辨的疾病，应用运气思维，采用中医药调理可有效控制病情或达到预期的治疗效果。这也再次印证了"有病不治病"，调整天人关系、把握病机是关键。病人就诊于 2020 庚子年，但并没有应用当年的司天方，却也取得了满意疗效，正如张戴人所述："病如不是当年气，看与何年病气同，便向某年求活法，方知都在至真中。"

（十）牛膝木瓜汤合小补肝汤治疗带状疱疹后遗症

金某，女，1960 年出生，2020 年 12 月 16 日初诊。

病人左胁部疼痛不适 1 个月余。病人 1 个月前患带状疱疹，经系统治疗，皮疹已退，遗留左胁部疼痛剧烈，口服营养神经药物、止痛药物无效，求中医调理。刻下左胁部疼痛时作，局部皮肤不能触碰，衣服需宽松不能贴近皮肤，夜间难以入睡，坐立不安，烦躁，二便可，舌淡红，有齿痕，苔薄腻，脉左细沉，右小弦。

病人发病于庚子年，金运太过，肝木受邪，就诊时值庚子年终之气阳明燥金加临太阳寒水，阳明燥金又是在泉之气，燥气盛，金燥伐木，木气不足；病人出生于庚子年，同气相应。病人疼痛部位在左胁部，归属肝木，病在厥阴，运气病机明确，乃金燥太过，木气不足，可给予六庚年司天方牛膝木瓜汤抑金扶木。顾老师在 2020 年疫情初期指出，2017 年柔不符刚，依据"三年化疫"理论，伏燥内伤，会发生"木疠"。《辅行诀》中的小补肝汤可调补木气，故用牛膝木瓜汤合小补肝汤，方药如下：怀牛膝 12 克，宣木瓜 15 克，杭白芍 15 克，盐杜仲 15 克，油松节 10 克，菟丝子 10 克，枸杞子 15 克，明天麻 10 克，炙甘草 10 克，川桂枝 15 克，淡干姜 10 克，五味子 10 克，大红枣 15 克。7 剂。

2020 年 12 月 23 日二诊。病人服药半剂后疼痛感减半，可正常行走，夜眠好转，舌脉如前。病人疼痛以左胁部隐痛为主，依据《素问·举痛论篇》中疼痛的病机为"不荣则痛"的论述，改上方杭白芍为 20 克柔肝养阴止痛，病人续服 14 剂而愈。

本案例的治疗特点是司天方与时方合用。顾老师强调，把握病机，尽量用方精简，可应用司天方原方，方精力专。临床中病情复杂时，依据时下的运气特点和发病前运气因子的影响综合分析，可合用他方治疗，促进疾病的康复。小补肝汤在 2020 庚子年应用概率比较高，用于伏燥伐肝木引起的各种疲乏无力、目涩、头晕等木气不足之症，疗效显著。牛膝木瓜汤抑金扶木，合用小补肝汤可增强补肝之力。

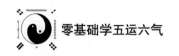

（十一）备化汤治疗手、头抖动

唐某，女，1952年12月出生，2021年6月19日初诊。

病人双手及头部不自主抖动1年余，伴胃脘胀满1周。病人1年前无明显诱因出现肢体不自主抖动，以头部及双手为主，头部震颤明显，经多方治疗无效。近1周出现胃胀，心慌，右下肢怕冷、麻木，大便不成形，每日1次，小便可，舌淡胖，苔薄白腻，脉细略数，右关濡。

病人就诊时以胃脘胀满不适为主，伴大便不成形，怕冷，结合舌脉符合脾土不足、内有寒湿之象。此时逢辛丑年三之气，岁水不及，湿乃大行，太阴湿土司天，又值客气太阴湿土加临，多重因子均符合湿土内盛、脾土受困的病机，与病人病证相符，可选用丑未之岁司天方备化汤。笔者对病人双手及头部明显的不自主抖动产生困惑，看到病人因抖动产生不适，略加思考：中医都知晓《黄帝内经》中"诸风掉眩皆属于肝"这句话，病人出现不自主抖动，一般首先从肝考虑，但病人已多方治疗无效，想必此法不验。再进一步分析：病人出生于壬辰年终之气，木运太过，太阳寒水司天，木气盛，土气不足，扶土可抑木，治从太阴也是一种思路，心中不禁窃喜，也许选用备化汤能同时解决病人的抖动症，于是果断处方：云茯苓15克，熟地黄15克，砂仁泥6克，怀牛膝10克，宣木瓜15克，覆盆子15克，炮姜片6克，炙甘草6克，潞党参15克，炒白术15克。7剂。

2021年6月26日二诊。病人服药后头部及手震颤明显减轻，胃胀及怕冷诸症好转，仍有时心慌，舌象如前，脉细濡。病人惊奇地告诉笔者："这神奇的中药不仅好喝，而且服用后特舒服，关键是解决了我抖动的痛苦。"

病人服用备化汤加减（原方去附子以防过于辛热，加党参、炒白术补土，砂仁防滋腻碍胃），诸症好转，时值三之气太阴湿土加临少阳相火，病人仍有心慌，苔腻，乃受湿热影响，参照缪问注《三因司天方》中的丑未之岁备化汤的三之气加减法，上方加泽泻12克清利湿热。病人续服7剂后无其他不适。

本案例充分体现了中医的整体辨证观。运用辛丑年太阴湿土司天的岁气方备化汤治好了久治不愈的手、头抖动，是否也印证了"见肝之病，知肝传脾，当先实脾"的治未病思想呢？

（十二）司天方应用——心合小肠医案两则

笔者跟顾老师学习五运六气后，不仅在临床上能灵活应用司天方，而且对中医藏象学说与五运六气的关系有了全新的认识。兹举心合小肠理论在临床上的应用验证案例两则与大家分享，并附上顾老师对两案的批注，供同道学习参考。

案例 1　血尿

李某，女，1954 年 6 月 25 日出生，2018 年 4 月 25 日初诊。

病人晨起如厕时突然出现大量肉眼可见的血尿，尿痛、尿热，尿常规提示大量细菌感染，隐血（+++），尿蛋白（++），西医诊为严重泌尿系感染。刻下：口干咽干，腰痛，腰以下怕冷，醒后汗出，大便干，夜眠多梦，手足心热，舌淡，苔白略腻，脉左沉弱，右寸细弱。处司天方麦门冬汤合导赤散方：剖麦冬 30 克，桑白皮 15 克，潞党参 15 克，炙紫菀 12 克，香白芷 10 克，清半夏 10 克，淡竹叶 15 克，生地黄 15 克，川木通 6 克，炒甘草 6 克。5 剂。

2018 年 5 月 2 日二诊。病人服用上方半剂后，次日晨起血尿即消失，尿痛、尿热症状亦减轻；服用 5 剂后尿痛、尿热症状已无，夜眠多梦症状明显改善，大便转正常。复查尿常规：潜血（+），余正常。上方剖麦冬改为 40 克，减生地黄、木通，加炒车前子 20 克（包煎）、生地榆 12 克。病人续服 6 剂，诸症皆愈。

顾老师批注　中医认为心合小肠，心火可移热于小肠。心为手少阴经，五运六气中太阳与少阴相表里，手太阳小肠经联系手少阴心经，足太阳膀胱经联系足少阴肾经。该病人出现的尿赤、小便热痛等症状，中医称"小肠火"，认为是由心火移于小肠所致。病人甲午岁三之气少阴君火主令时出生，秉赋火性偏强，值戊戌火运太过之岁，心火发于小肠而患尿血症，故以针对火运太过的司天方麦门冬汤合泻心火的导赤散治之，获效迅捷。今人所编教材大多从西医解剖学的小肠去解释中医小肠的功能，对小肠的手太阳经属性及其与手少阴心经的表里关系已基本不做讨论，忽略了"小肠火"的发生与

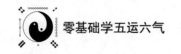

五运六气的火运及少阴君火的关系。

案例2　司天方麦门冬汤治疗顽固性汗证

韩某，女，1952年10月出生。2018年10月17日初诊。

病人严重汗出8年余。白天头发被汗浸湿，需常备热吹风机，只要外出背包里都要放两条毛巾以备擦汗水；夜间每被汗液浸透枕具而醒，每夜需用吹风机吹干头发3~4次，痛苦不堪。迭经中西药治疗多年无效，已对治愈不再抱有任何希望。

2018年9月末病人因"发热伴小便不适"以"尿路感染"在我院肾内科系统检查治疗，尿路感染症状趋于缓解，因严重汗出不止，在主管医师的劝说下抱着试试看的心态找到了笔者。接诊时症状：低热，汗出明显，伴胃脘胀满，小便略频，涩痛，纳谷可，大便可，舌红，苔薄黄腻，脉左细沉，右弱。既往有糖尿病病史。处方：剖麦冬20克，桑白皮12克，钟乳石10克（先煎），潞党参15克，炙紫菀10克，香白芷10克，清半夏10克，淡竹叶10克，炙甘草10克，焦神曲10克，小通草3克，生地黄10克，生姜片6克。5剂。

2018年10月22日二诊。服药1.5剂后汗大减，已无发热；服药5剂汗渐止，自觉找到了多年未有的喜悦感。上方增减，病人又服了12剂。

2018年11月8日随访：病人未再有汗出，自述痛苦多年的"哇凉"感消失，幸福感倍增。改为膏方调理巩固。2018年12月19日，病人特地送来锦旗一面以表感谢。

顾老师批注　中医认为"汗为心液"。病人壬辰年出生，壬年木运太过，风从火化，又值五之气少阴君火加临，火气伤心，心气伤则易得汗证；心合小肠，值戊戌年火运太过，就诊时又逢五之气少阴君火加临，心火发于小肠而患尿路感染。两病皆由火起，病机一也。故以司天方麦门冬汤加导赤散清心降火，使火从小肠而泻，多年的严重汗证竟获痊愈。

汗证与手少阴心经及手太阳小肠经的关系，是中医学传承中又一个被严重忽略而需要深入发掘的内容。

二、时方、经方的应用

跟随顾老师学习五运六气后，笔者拓展了用方思路，深刻认识到，除了十六首司天方外，运气思维指导下的经方、时方的应用具有重要的临床意义。经方本身蕴含着五运六气的思维，时方亦可在三阴三阳理论指导下新用。笔者侍诊恩师左右，亲观恩师灵活应用时方、经方，获效迅速，试举恩师及笔者案例数则，浅析如下。

（一）顾植山清暑益气汤治疗湿疹

曾某，男，2001年出生，2017年4月2日初诊。

病人1年前淋雨、汗出后，腹股沟处反复起皮疹，瘙痒明显，当地医院诊为湿疹，医师给予当归苦参丸等药物服用，效不佳，求中医调理。伴严重脚气，口干乏力，睡眠易打鼾，纳谷可，大便黏，每日1~2次，溲可，舌边尖略红，苔白腻，脉沉细略数。体质偏胖，腹股沟处可见红色皮疹。

病人发病于丙申年，岁水太过，土气复，又感外湿，内外合邪，湿邪内聚；就诊时为丁酉年二之气，主气少阴君火，客气少阳相火，火热较盛，并且受初之气客气太阴湿土影响，湿热相结，故皮肤瘙痒不已；病久耗伤正气，气血亏虚，故见乏力。湿、热、气虚并存，符合清暑益气汤的治疗病机。清暑益气汤出自李东垣的《脾胃论》，亦称李氏清暑益气汤。李东垣认为"不因虚邪，贼邪不能独伤人"，治以清热益气，化湿生津。本方治疗正虚邪实以扶正祛邪、标本兼顾。在运气正常情况下，临证时当司天方不符合时下的运气病机时，可应用经方和时方。综合分析，此病案的运气病机符合李氏清暑益气汤之湿热俱存兼气虚的病机，处方如下：野葛根20克（先煎去沫），潞党参10克，上绵芪15克，制苍术10克，上于术10克，建泽泻12克，小青皮6克，广陈皮6克，西升麻6克，炒当归6克，麦门冬15克，北五味子6克，炒甘草10克，炒黄柏6克，建神曲10克（包煎）。14剂。

2017年4月16日二诊。病人服用上方后腹股沟处皮肤瘙痒已明显减轻，皮疹颜色转淡，小便黄减轻。仍有大便黏腻，口干，夜眠易醒，舌质红，苔薄黄腻，脉滑细数。

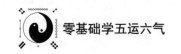

诸症好转，用方有效。病人仍有便黏、口干等湿热内盛之象，随运气时段的变化而调整用药，多可起画龙点睛之意。时在二之气，少阳相火加临少阴君火，两火迭加，参照缪问注《三因司天方》卯酉之岁审平汤的二之气加减法，上方加白薇3克、玄参10克，以清热、泻三焦之火。

2017年4月30日三诊。病人服用上方14剂后瘙痒渐止，皮肤已变得光滑，偶有皮肤瘙痒。纳眠可，大便偏黏，舌质略红，苔白腻，脉细。效不更方，嘱病人续服7剂。后病人皮肤未再有瘙痒，皮疹已无。

（二）顾植山清暑益气汤治疗胃胀、高血压

王某，女，1958年出生，2017年5月11日初诊。

病人胃脘胀满时作多年，加重1周。病人1周前因饮食不节，感胃脘部胀、冷，纳谷不馨，矢气多，大便每日2~3次，偏稀，晨起后手胀，右侧腰酸胀，偶小腹坠痛，夜眠易醒，多在1~2时或3~4时，小便可，动则汗出，口干，舌淡紫，苔白腻，脉沉濡细。病人已于49岁绝经，既往有高血压病史多年，未服用降压药物，血压不稳定，时高时低。

病人为饮食所伤，脾土运化失常，故感胃胀、纳差等；逢丁酉年岁运为木运，肝木犯脾土，易加重脾土亏虚，土气不足，水湿不化可见手胀、大便稀、苔白腻等湿聚之象；日久湿蕴化热，且就诊于二之气少阳相火加临少阴君火，热邪亢盛故口干，热扰心神故夜眠易醒；脾土虚固摄无力故动则汗出。综合舌脉分析，具备湿、热、气虚并存的病机，符合清暑益气汤应用原则，处方：野葛根30克（先煎去沫），上绵芪20克，潞党参10克，炒苍术15克，麦冬15克，北五味子6克，炒当归6克，西升麻6克，川黄连15克，粉丹皮10克，建泽泻15克，建神曲10克（包煎），青皮、陈皮各5克，炒于术10克，炙甘草6克，炒黄柏6克。7剂。

2017年5月20日二诊。病人服用上方后纳谷馨，矢气减轻，右侧腰酸胀明显改善，晨起手胀有好转，目前血压已转正常，夜眠易醒有改善，大便仍每日2次，不成形，便后不爽，舌淡紫，苔薄白腻，脉沉细。

《黄帝内经》述天、人、邪三虚致病，五运六气思维紧握运气病机，调整天人关系，注重整体观，认为人与自然和谐才会使疾病好转或痊愈。按照

运气思维用方，扩大了时方的应用范围。病人应用上方后不仅胃胀减轻，而且高血压也得到控制。效不更方，因病人大便仍不成形，加车前子15g（包煎）降气利水，利小便以实大便。7剂。

随访病人纳眠可，二便调，已无不适。

（三）顾植山清暑益气汤治疗水肿

何某，女，1969年8月出生，2017年6月8日就诊。

病人全身水肿1个月，系统检查未见异常，求中药调理。刻下：以四肢水肿为主，夜寐易醒，矢气多，咽干，有异物感，晨起面部、四肢水肿明显，大便不成形，舌暗红，质淡胖有齿痕，苔薄腻，脉弦细弱。

病人就诊日期为丁酉年三之气，主气少阳相火，客气阳明燥金，又出生于己酉年，阳明燥金司天，燥邪内盛，逢相火主令，燥热俱存，日久则耗气，病人晨起浮肿明显为气虚升阳无力之象，伴见大便不成形，内有湿邪，结合今年运气特点，时值丁酉年，阳明燥金司天，少阴君火在泉，燥乃大行，根据标本中气理论，阳明从中，燥湿相兼，湿热并存，热灼津液，可见咽干不适等。综合多因素分析，此乃湿、热兼以气虚之象，病机相符，投以清暑益气汤。处方：野葛根30克（先煎去沫），上绵芪20g克，潞党参10克，炒苍术10克，炒白术10克，小青皮5克，广陈皮5克，剖麦冬15克，北五味子10克，炒当归6克，西升麻6g克，炒黄连3克，炒黄柏10克，粉丹皮10克，建泽泻20克，建神曲10克（包煎），炒甘草10克。7剂。

2017年6月15日二诊。病人服用上方后水肿消，咽部异物感减轻，咽干明显减轻，纳眠可，二便调，舌脉如前。效不更方，守方再进7剂而愈。

上述三个不同疾病的案例，顾老师均用了清暑益气汤方且均快速获效。虽然疾病不同，但只要病机相同，就可一方多用，即"异病同治"。同理，即使是同一种疾病，如果病机不同，就需采用不同的运气方调治，即所谓的"同病异治"。"审察病机，无失气宜"，把握好运气病机，辨机用药，就可以扩大时方的诊疗范围。

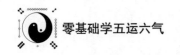

（四）柴胡加龙骨牡蛎汤治疗多汗症

张某，男，1985年12月出生，2019年2月28日初诊。

病人汗出时作5年余，活动后全身大汗淋漓，上半身为甚，需频繁地更换衣物，夜眠多梦，诸法无效，久经困扰，情绪极易烦躁。现伴头痛，起初头两侧疼痛，后累及整个头部，口干，大便每日5~6次，小便可，舌暗红，苔薄白，脉左弦略浮，右细弦。

《素问·阴阳别论篇》云："阳加于阴谓之汗。"病人多汗症病史已久，以上半身出汗为主，伴初起头两侧疼痛，口干脉弦，夜眠多梦，为少阳郁热，病在少阳；病人就诊于己亥年初之气，岁土不及，厥阴风木司天，主气又为风木，肝木犯脾土，出现大便数次，病在太阴，风从火化极易烦躁，热迫津外出，故汗出频作。本病为少阳太阴合病，可"阴证机转"，病从少阳解，选取《伤寒论》中少阳方柴胡加龙骨牡蛎汤，和解少阳，泻热安神，加防风实脾泻木，乌梅酸收柔肝阴。处方：北柴胡30克，清半夏12克，炒黄芩15克，潞党参15克，朱茯神15克，川桂枝10克，煅龙骨20克（先煎），煅牡蛎20克（先煎），生大黄6克，炙甘草10克，西防风10克，炒乌梅10克。7剂。

2019年3月7日二诊。病人服用上方2剂后已无明显汗出，现大便转为每日1~2次，偶有少量汗出，多年来常被汗液浸湿的痛苦感觉戛然而止，病人惊奇不已，直呼中医药神奇。病人1天前感冒，咳嗽少痰，流涕，舌红，苔少津，脉沉弦，右偏弱。病人本病在少阳，不慎外感病属太阳，应为少阳和太阳合病，方以柴胡桂枝汤，3剂而愈。

（五）血府逐瘀汤治疗多汗症

宋某，男，1952年出生，2019年2月28日初诊。

病人汗出时作多年。病人数年前无明显诱因汗出时作，多法治疗无效，汗出如洗，晨起时汗出明显，以大腿根部以下为甚，近日加重，伴下肢发凉，口干，二便调，舌暗红，苔白，脉细沉。既往有高血压病史。求中医调理。

病人出汗时间以晨起为主，按照少阳病欲解时从寅至辰上，病在少阳，出汗部位在下肢，且发凉，脉微细，病在少阴。依据三阴三阳开阖枢理论，少阳和少阴为枢，枢机不利，开阖失司，营卫失和，汗液外泄，应调理枢机。《素问·六微旨大论篇》云："出入废则神机化灭。"临床中注重"枢"的作用，才能调节好阴阳的出入。顾老师曾指出，血府逐瘀汤为枢转之良方，全国龙砂弟子将此方灵活应用于临床各科。该方出自清代王清任著的《医林改错》，由四逆散、桃红四物汤和桔梗、牛膝组成。其中四物汤补血活血，主治少阴；四逆散疏肝理气，主治少阳；桔梗和牛膝，一升一降，升降相辅，调畅气机，实为枢转少阳、少阴妙方。前文也指出该方治疗早醒卓有成效。处方：炒当归 10 克，大川芎 10 克，生地黄 10 克，赤芍药 15 克，桃仁泥 12 克，杜红花 10 克，北柴胡 10 克，玉桔梗 10 克，川牛膝 10 克，江枳壳 10 克。7 剂。

2019 年 3 月 7 日二诊。病人服用中药后汗出明显减少，下肢已不再出汗，偶有口干。病人汗出病史已久，服药一疗程，病即十去八九，可见处方切中了枢机不利的病机。因病人仍有口干，上方加黄芩 15 克以入少阳清郁热。续服 7 剂。

2019 年 4 月 10 日病人随家属就诊，述汗出已愈，一切正常。

中医认为"汗为心之液"，心属手少阴经，《景岳全书·杂证谟·汗证》述"汗发于阴而出于阳"，汗出是多种因素作用于机体的结果，任何影响阳气推动、腠理开阖、津液充盈及输布的因素均可导致汗出异常。汗证的病机主要是营卫失和。汗出的病因多，病象各异，有自汗、盗汗、不定时汗出、绝汗、黄汗等不同，常规的辨证不离虚实寒热，临床用药有时收效甚微。运用三阴三阳开阖枢理论，从运气思维论治，汗证多能获愈。自汗者，多为阳气固摄无力和升提不足，太阳与厥阴主升，协调完成阳化气的过程，故自汗可从太阳、厥阴论治。盗汗者，多在下半夜，按照六经欲解时，病在厥阴和少阳，且厥阴由阴出阳，寒热交争，易于汗出，故盗汗可治从厥阴、少阳。不定时汗出者，可从少阳少阴论治，二者均为枢机，输转不利，开阖失司，营卫失和，则汗液外泄，《素问·六微旨大论篇》论标本中气曰"少阳之上，火气治之，中见厥阴；……少阴之上，热气治之，中见太阳"，故在临证时亦可虑及厥阴、太阳。

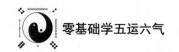
上述两个出汗案例分别应用经方柴胡加龙骨牡蛎汤和时方血府逐瘀汤而愈，体现了同病异治，《素问·五常政大论篇》中岐伯曰："西北之气散而寒之，东南之气收而温之，所谓同病异治也。"五运六气研究的是自然界动态周期性变化律，同种疾病在不同的运动状态下要因人、因时、因地制宜，临证时审象辨时握机，方可覆杯而愈。

司天方和经方、时方均可在五运六气思维的指导下有效应用于临床，《黄帝内经》曾述，不同的周期对人体产生不同的生命活动影响，人体在昼夜的交替、四季的轮回中建构起相应的生命节律，阳气在一日中的升降有序，使人体之气化与自然之气化相应。龙砂医学流派代表性传承人顾植山教授指出：五运六气体现了"天人相应"的规律，严守《黄帝内经》所言"谨候气宜，无失病机""谨察阴阳所在而调之，以平为期"，紧握运气病机，灵活施治，临证时多可效如桴鼓。"亢害承制，淫治胜复"是自然界自我调节的正常变化过程，也是人体阴阳盛衰变化的客观规律，"气相得而和，不相得则病"，天地之气对人体气机的升降出入有着重要影响，故在临床诊治疾病过程中应"审察病机，无失气宜"，做到"必伏其所主，而先其所因"，注重气机的气化运动，体现中医学"天人合一"的思想。

三、六气针法的应用

笔者自学习六气针法以来，深感在临床中应用六气针法治疗疾病，不仅取效快，而且有别于常规的穴位记忆法针刺，操作简单易行，并随时可为他人提供简便验廉的服务。六气针法亦深受病人赞同。笔者应用六气针法治愈了很多疑难杂症，如顽固性耳鸣、三叉神经痛、顽固性头痛、多汗症等，取效的关键是把握好病机。笔者在今后临床实践中会不断学习和总结经验，临床验案举隅如下。

（一）六气针法治疗失眠

王某，女，1986年10月出生，2020年4月20日下午4点左右初诊。

病人失眠多年，平日工作压力较大，入睡困难，经常彻夜难眠，每夜痛苦不堪，最初服用阿普唑仑片1片可勉强入睡，后效果不显，只得逐渐增加剂量，现每夜服用 4 片亦无明显疗效，精神崩溃，不愿服用中药，听他人建议今日来求针刺。

现症：入睡时辗转难眠，卧床则胡思乱想，时有彻夜不眠，急躁不安，伴左侧头痛，头昏沉不适，二便调，舌尖略红，苔薄少津，脉细弦。

六气针法：阳明、少阴、少阳各 1 针，百会引少阴。

针刺后头晕头痛即减轻，留针 30 分钟后已无头痛，回到工作单位即感困意，自述当晚 9 点前有如醉酒感，服用阿普唑仑片 1 片，整夜睡眠良好。

2020 年 4 月 22 日二诊。病人说针后第二天已停服阿普唑仑片，睡眠正常，甚是欢喜，为巩固疗效续求针刺。此次取阳明、少阴各 1 针，百会引少阴。见右图。

病人至今睡眠良好，无其他不适。

按语："阳入于阴则寐，阳出于阴则寤。"本病以入睡困难为主症，主要病机为阳不入阴，故选取阳明，降之以引阳入阴，下午行针也是顺应阳明潜降之势。病

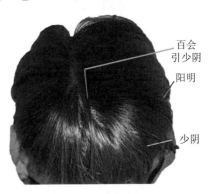

百会
引少阴

阳明

少阴

病人二诊针刺部位

人初诊时伴情志不畅，郁久化火，综合症脉舌象，内有少阳郁热，"木郁达之"，选取少阳疏散郁热，与少阴合为双枢；百会引少阴以交通心肾，调整阴阳。气机出入有常，降之有序，睡眠得安。第二次针刺时主要是引阳入阴，阴得阳助而眠安。

（二）六气针法治疗手抖动

孟某，女，2003 年出生，2020 年 6 月 20 日初诊。

病人双手不自主抖动 2 周。病人近期学习压力较大，2 周前自感双手握笔时抖动明显，进餐持筷、端碗时也出现手抖动，不能顺利将食物送到口中。今日至门诊，双手平举可见明显抖动，有时不能自控，伴有面部痤疮，多发于面颊两侧，值月经中期，有痛经史。纳谷可，二便调。舌边尖红，苔白略腻，脉细弦。

先针厥阴，针后病人感觉抖动减轻，后加刺阳明 1 针。5 分钟后双手未

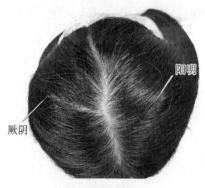

病人初诊针刺部位

出现明显抖动。见左图。

2020 年 6 月 22 日，二诊。双手抖动已不明显，持物可，已不影响进餐，仍可见小指和无名指轻微抖动，舌脉如前。

继续取阳明、厥阴，各刺 1 针。

2020 年 6 月 30 日，三诊。双手已无抖动，此值月经第二天，此次经来无腹痛，既往每次月经期腹痛剧烈，现无明显不适。

续按上述方案治疗，加刺少阴 1 针。

按语：病人发病于庚子岁，岁金太过，肝木受邪，就诊时值三之气，少阴君火加临少阳相火，火灼津液，阴津不足，阴虚风动，且又值月经中期，刘完素在《素问病机气宜保命集·妇人胎产论》中指出"天癸既行，皆从厥阴论之"，故首选厥阴，根据顾氏三阴三阳太极时相图，厥阴与阳明同为阖，"左右者，阴阳升降之道路也"，结合今年岁金太过之运气特点，同取阳明抑金平木。二诊时效不更方。三诊时病人处于月经期，治从少阴，加刺少阴 1 针。

（三）六气针法治疗多汗症

王某，女，1973 年 8 月 1 日出生，2020 年 7 月 11 日初诊。

病人汗出时作多年，每日上午 9 点后加重，汗退后怕冷，迭经医治无效。此次就诊时以颈部以上汗出明显，伴月经不规律，周期延后，有时头痛头晕，纳眠可，二便调。舌边红，苔薄腻，可见黏沫，脉细弦。

取针：太阳、太阴各 1 针，百会透少阳。见左图。

施针后病人即感头脑清醒，汗出止，自叹神奇。

随诊，病人未再有出汗发作。

按语：病人汗出，发病多在上午，按六经病欲解时，从巳至未上为太阳病欲解时，

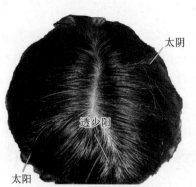

病人初诊针刺部位

故选取太阳；从舌脉看，有太阴湿土之象，且病人出生于癸丑年，太阴湿土司天，素性体虚有湿，兼太阴与太阳为双开，故选取太阴；汗出以上半身尤以颈部以上为主，病在阳位，少阳为三阳之枢，故选少阳疏利气机。

（四）六气针法治疗三叉神经痛

张某，男，70岁，2020年10月24日初诊。

病人三叉神经痛数十年。曾手术治疗，后长期口服卡马西平等药物，初始效果可，近期每日服用2片已不能缓解疼痛。现左侧面部疼痛剧烈，累及耳、头部，睡时痛甚，难以入睡，焦躁不安。舌淡暗，苔薄，脉未及。

取经：厥阴、阳明、少阳、少阴各1针。

针后痛减。

2020年10月26日，二诊。病人自述面部痛减，止痛药已减为1片，守前法，减少阳，加刺阳明1针。见右图。

2020年11月2日，三诊。病人自述已无疼痛，已完全停用西药。解决了多年的痛苦，病人惊喜不已，叹"神针妙用"。续选厥阴、阳明，各刺1针，六气针法巩固一次。

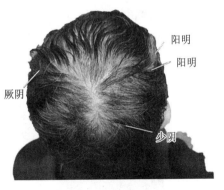

病人二诊针刺部位

按语：本案病人为老年男性，患病日久，长期被疼痛困扰，情绪不稳，木气不舒，此逢庚子岁金运太过，肝木受戕，厥阴升之不前；阳明与厥阴同为阖，主气机的升降，厥阴不升，则阳明降之不下，影响气机的正常运行。《素问·六微旨大论篇》云："升降息则气立孤危。"气机不通则痛，故选取厥阴、阳明调气的升降功能。病人发病于面部一侧，按经络循行属少阳，少阳与少阴同为枢，病人头痛剧烈，"诸痛痒疮皆属于心"，心属少阴，又逢少阴君火司天，故选取少阴经疏利气机，促进气机的协调运动，气和则病消。

（五）六气针法治疗类风湿关节炎

张某，女，1980年2月出生，2020年10月29日初诊。

病人患类风湿关节炎10余年，加重1周。全身多处关节疼痛，每逢阴天或气温下降病情加重，疼痛难忍。疾病发作时口服止痛药物，平时间断调理，病情极不稳定。近1周肩背部疼痛明显，左上肢抬举明显受限，抬不过肩，服用止痛药物效差，伴有畏寒，受风后症状明显，纳谷可，二便调，舌暗红，苔薄腻，脉细沉无力，尺脉弱。

取针：太阳、太阴、少阴、少阳各1针。

针太阳、太阴两针后，病人关节疼痛即感减轻；加少阴、少阳留针10余分钟，疼痛感消失，左上肢抬举自如；留针30分钟后取针。治疗效果见下图。（当时未留头针图）

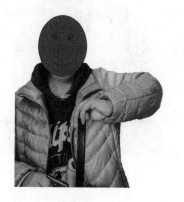 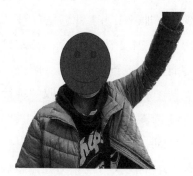

治疗前　　　　　　　　　　　　治疗后

2021年1月陪家人就诊，病人述上次针后左上肢一直活动自如，关节未再有疼痛发作。

按语：病人关节疼痛，遇冷后明显，结合舌脉，其证为寒湿内聚，寒凝血瘀，不通则痛。太阳为阳之开，太阴为阴之开，选取太阳和太阴调节阴阳，阴阳和血脉通，则寒湿之气自除。少阴和少阳为阴阳之枢，枢转气机，《素问·六微旨大论篇》云气机"出入废则神机化灭"，故选取双枢调节气机的出入。经临床验证，对于关节活动不利的病证，选取双枢多可取得佳效。

四、龙砂膏方的应用

自然界有春生、夏长、秋收、冬藏的四时规律，冬季阳气潜藏，万物养精蓄锐，天人相应，人类亦应顺应自然，顺应冬至一阳生，阴中求阳之意，冬至开始服用膏方。膏方不但具有强身防病治未病作用，对慢性病的调治也比其他剂型具有优势，将冬令调补的膏方与慢性病的调治结合起来，可以扩大膏方在临床中的应用。中医学强调"三因制宜"，个性化开膏方是"因人制宜"，还需讲究因时和因地制宜。因时制宜就要注意每年运气变化的不同，五运六气是中医学把握天时变化的重要工具，结合五运六气开膏方是龙砂医学流派的重要特色。龙砂膏方的处方思路是结合时下的运气病机和明年的运气特点而立方，更能体现养生治未病的思想。笔者自2016年跟从龙砂医学流派代表性传承人顾植山教授学习五运六气以来，运用龙砂膏方为他人调理，在养生治未病及众多疾病防治方面取得了显著成绩，兹举案例数则如下。

（一）龙砂膏方治疗冠心病

李某，男，1929年11月出生，2017年11月28日初诊。

病人平时易感冒，心率、血压不稳定，精神状态差，经常入住我院心内科系统治疗，长期服用西药但效差，易出现胃肠胀满等不适，后多次于笔者门诊配合中药调治，病情稳定，今求膏方调理。症见胸闷气短，活动后加重，有时憋喘明显，夜眠差，易发口疮，怕冷，纳谷可，大便干燥，小便频，夜尿4~5次，舌暗红，苔白少津，左脉沉细，右脉细弦。既往有冠心病病史，长期口服复方丹参滴丸等药物；有高血压、习惯性便秘病史。

病人就诊于丁酉岁终之气，岁木不及，燥乃大行，又值阳明燥金司天，少阴君火在泉，金燥火烈，变化多端，病人易发口疮、大便干燥等，诸象符合该运气病机，故用以苁蓉牛膝汤滋水涵木、制金扶木；阳明不降，郁热内积，加重便秘等症，用审平汤潜降阳明；明年2018戊戌年火运太过，火性上炎，病人易发口疮，需引火下行，给予引火汤；病人年事已高，脏腑亏虚，气化失常，小便频，结合辨证加以缩泉丸。主方苁蓉牛膝汤、审平汤、引火汤、缩泉丸，处方：东阿胶63克（酒炖），龟甲胶64克（酒炖），鹿角胶

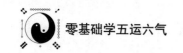

60克（酒炖），熟地黄200克（砂仁泥40克拌炒），车前子150克（包煎），
菟丝子150克（包煎），紫油桂30克（后下），肉苁蓉150克，川牛膝120克，
炒当归120克，炒赤芍100克，杭白芍100克，宣木瓜150克，炒乌梅100克，
天门冬150克，剖麦冬150克，炙远志100克，生白术200克，山萸肉100克，
怀山药200克，六神曲120克，五味子100克，巴戟天100克，云茯苓100克，
炒黄连60克，生大黄60克，木蝴蝶100克，紫丹参120克，炒酸枣仁200克，
益智仁150克，台乌药90克。冰糖500克收膏。

2018年11月22日二诊，病人说自去岁冬季服用膏方调理后，精神好转，
口疮愈，感冒很少发作，也未再去住院治疗，大便已不干燥，要求继续服用
膏方。现症：1周前不慎受凉，出现咳嗽，活动后憋喘，喑哑，门诊给以中
药司天方麦门冬汤调理后咳嗽渐愈，已无喑哑，偶有咳痰，大便每日1次，
易解，夜眠易醒，纳谷可，舌边有齿痕，苔白腻，脉左细沉，右濡细。

此值戊戌年中运太徵，岁火太过，火胜灼金，金气不足，故见诸咳憋
喘，首取司天方麦门冬汤，就诊时值太阴湿土在泉，次年己亥年土运不及，
厥阴风木司天，风木犯及脾土，土虚湿胜，且病人出生于己巳年终之气，与
己亥年土运不及的运气病机相同，用2019己亥年风木司天岁气方敷和汤泻
火平木扶土，岁运方白术厚朴汤补脏通腑，补太阴泄厥阴，共安中土之功。
主方司天方麦门冬汤、敷和汤、白术厚朴汤，处方：东阿胶125克（酒炖），
龟甲胶48克（酒炖），大熟地200克（砂仁泥40克拌炒），菟丝子150克（包
煎），车前子150克（包煎），西洋参100克（另炖），清半夏150克，云茯
苓100克，生枣仁150克，江枳壳100克，炙甘草100克，北五味子100克，
炮姜片60克，小青皮60克，诃子肉60克，生白术200克，姜厚朴100克，
川桂枝60克，广藿香60克，剖麦冬300克，桑白皮150克，钟乳石100克，
蜜紫菀100克，香白芷100克，淡竹叶100克，炙远志150克，枸杞子100克。
蜂蜜200克，老冰糖400克收膏。

2020年10月29日三诊，病人精神状态可，平时无感冒，自服用膏方后
一直未住院调理，血压、心率控制可。病人自感走路时乏力，听力下降，视
物模糊，近日食欲差，纳谷不馨，夜眠易醒，一般晚上八点入睡，至夜间
十二点醒后不易再睡，大便有时干燥，小便频，夜尿3~4次，舌暗红，苔厚

腻，脉细弦。

病人就诊于庚子年五之气，金运太过，阳明燥金主令，金气主气与声，肺气上逆则耳无闻，肝木受邪，肝为藏血之会，肝血不足，目窍失养故视物不清，金盛火气来复，阴液亏虚，不荣肢体，可见乏力，大便干，治疗应制金之盛，补肝血养肝阴，选取牛膝木瓜汤；病人出生于己巳年，岁运土不及，年已九旬，脾土亏虚，舌脉亦符合脾土不足，失于运化之象，故纳差、乏力等，应用六己年岁运方白术厚朴汤，以培土益金，促进阳降之力。金盛伐肝木，人卧血归于肝，肝血不足则心神失养，故夜眠差，选取酸枣仁汤养血柔肝安神。主方牛膝木瓜汤、白术厚朴汤、酸枣仁汤，处方：东阿胶 95 克（酒炖），龟甲胶 65 克（酒炖），西洋参 100 克（另炖），紫油桂 30 克（后下），大熟地 200 克（砂仁泥 30 克拌炒），菟丝子 100 克（包煎），旋覆花 100 克（包煎），怀牛膝 100 克，宣木瓜 120 克，杭白芍 100 克，盐杜仲 100 克，油松节 100 克，枸杞子 100 克，生白术 150 克，川厚朴 100 克，川桂枝 60 克，广陈皮 100 克，广木香 60 克，清半夏 100 克，炮干姜 30 克，炒酸枣仁 400 克，肥知母 100 克，剖麦冬 150 克，生地黄 150 克，精石斛 60 克。饴糖 400 克、冰糖 200 克收膏。

本案例应用膏方调理，有效控制了多种慢性疾病的发展。病人年事已高，疾病极易发生变化，笔者根据运气规律，顺应冬至一阳生，基于肾命理论，加强病人命门的元精储备，结合时下的运气特点应用膏方为其调理，增强了病人机体的免疫力，提高了病人的生活质量。

（二）龙砂膏方治疗类风湿关节炎

寇某，女，1960 年 6 月 1 日出生，就诊于 2017 年 12 月 18 日。

病人患类风湿关节炎 20 余年。病人平时关节疼痛，晨僵明显，常服激素、来氟米特片（爱诺华）等药物，病情反复发作，影响正常工作和生活，情绪低落。就诊时自述骨关节僵硬，怕冷，活动困难，乏力懒言，胃脘部时隐痛，夜眠入睡困难，纳谷可，二便调，舌暗红，苔干，有裂纹，脉细沉。

病人有类风湿关节炎病史多年，日久诸虚劳损，气虚瘀血内阻，不通则痛，故见乏力、关节疼痛反复等不适，可以薯蓣丸扶正祛邪，补养气血；

2017丁酉年木运不及，精血不得濡养筋脉，故关节活动不利，虚则补其母，可用苁蓉牛膝汤滋水涵木；次年2018戊戌年太阳寒水司天，太阴湿土在泉，寒湿交会，易使病人关节冷痛加重，可结合静顺汤温化寒湿。主方薯蓣丸、苁蓉牛膝汤、静顺汤，处方：东阿胶125克（酒炖），龟甲胶60克（酒炖），鹿角胶72克（酒炖），熟地黄200克（砂仁泥50克拌炒），车前子150克（包煎），菟丝子150克（包煎），大红枣100克（擘），潞党参150克，生白术150克，云茯苓150克，怀山药300克，炙甘草250克，炒当归100克，大川芎100克，炒白芍200克，炮姜片30克，川桂枝60克，西防风60克，北柴胡60克，莲子肉100克，剖麦冬200克，光杏仁100克，六神曲120克，肉苁蓉100克，怀牛膝100克，宣木瓜200克，炒乌梅100克，制远志100克，北五味子100克，炮附子60克。饴糖300克、蜂蜜200克收膏。

2018年11月8日就诊，病人述自丁酉年服用膏方后，今年整体状态佳，体力增，面色转红润，关节疼痛明显减轻，西药均已减量服用，激素药由原来的每日4片减为每日1片。今继求膏方调理。刻下伴胃脘胀满，晨起为甚，入睡困难，大便偏稀，怕冷，活动后汗出，舌暗红，苔薄，中见裂纹，脉细沉。

此值戊戌年五之气，阳明燥金主令，是阳气始降之时，少阴君火加临，金燥火烈，阳不入阴则不寐，故病人入睡困难，大便稀，怕冷为内有寒，热病生于上，清病生于下，水火寒热结于气交，可用正阳汤调其寒热；太阳寒水司天，阳气不令，温煦之力下降，可见关节疼痛、怕冷等症，可以静顺汤温阳散寒。病人出生于庚子年，岁金太过，金盛伐木，火复阴伤，不得荣养肢体亦加重关节疼痛，可用牛膝木瓜汤抑金扶木，补厥阴之阴，养风木之气。主方正阳汤、静顺汤、牛膝木瓜汤，处方如下：东阿胶95克（酒炖），鹿角胶60克（酒炖），大枣150克（擘），西洋参60克（另炖），菟丝子150克（包煎），熟地200克（砂仁泥40克拌炒），旋覆花100克（包煎），怀牛膝150克，杭白芍300克，炒杜仲150克，枸杞子100克，明天麻100克，炙甘草100克，炒当归100克，大川芎100克，润玄参100克，炒白薇50克，桑白皮100克，赤芍药100克，制附子60克，干姜片60克，云茯苓150克，西防风100克，宣木瓜200克，诃子肉100克，川厚朴100克，生黄芪150克。

冰糖 300 克、饴糖 500 克收膏。

2018 年 12 月 23 日就诊，病人述服用膏方后关节疼痛未有明显发作，已停用激素，胃脘胀满减轻，活动后偶有汗出，入睡困难现已转为正常睡眠，二便正常，舌暗红，苔薄，脉细沉。

病人服用上膏为秋膏，与冬膏不同，服用秋膏主要目的是利于阳明降，更好地助阳气收藏，顺应自然规律，现病情好转，给予冬膏调理。受 2018 戊戌年火运太过影响，火盛灼金，可以司天方麦门冬汤以抑火救金。明年己亥岁运少宫，岁土不及，肝木横逆，湿邪内阻，土虚寒水反侮，易生胃脘胀满、怕冷等寒湿内聚之症，投以白术厚朴汤扶土抑木；结合运气体质继以牛膝木瓜汤善后调理。主方：麦门冬汤、白术厚朴汤、牛膝木瓜汤，处方：东阿胶 125 克（酒炖），鹿角胶 60 克（酒炖），别直参 30 克（另炖），菟丝子 150 克（包煎），紫油桂 30 克（后下），大熟地 200 克（砂仁泥 40 克拌炒），怀牛膝 200 克，宣木瓜 150 克，杭白芍 200 克，炒杜仲 150 克，大松节 100 克，枸杞子 150 克，金樱子 150 克，剖麦冬 200 克，桑白皮 100 克，钟乳石 100 克，蜜紫菀 100 克，香白芷 100 克，清半夏 100 克，淡竹叶 100 克，生白术 100 克，川厚朴 100 克，广藿香 60 克，炮姜片 60 克，怀山药 300 克，净萸肉 100 克，炒当归 100 克，生黄芪 200 克，川桂枝 60 克，炙远志 100 克，酸枣仁 200 克，五味子 100 克。饴糖 500 克、老冰糖 200 克收膏。

病人至今关节未见明显疼痛，生活可自理。

本案例病人患有自身免疫性疾病，一般愈后差，应用龙砂膏方调理能有效控制并延缓病情的发展，进而提高治愈率。对于疑难杂症或顽固性病证，充分发挥龙砂膏方的优势特色，调整人与自然、人体内部的协调关系，可积极促进人体的健康发展。

（三）龙砂膏方治疗肺部肿瘤

王某，女，1963 年 9 月 27 日出生，2019 年 3 月 27 日初诊。

病人患肺癌 1 年余。病人 1 年前因右胸背部疼痛不适，行系统检查，确诊为肺癌并多发转移，2019 年 3 月于上海市胸科医院行肺微创术，化疗 2 次后因出现频繁恶心、纳差、乏力等，身体免疫力极速下降，停用化疗方案，

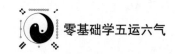

至门诊求中医药调理。症见：咳嗽，暗哑，心慌，动则憋喘，疲乏无力，行走 20~30 米即需歇息，家人陪同，纳差，消瘦，夜眠不安，大便下行不畅，小便可，舌边略红，苔白腻，脉细沉弱，神情疲惫，面色萎黄。2019 年 3 月 13 日上海市胸科医院病理检查报告：右肺浸润性腺癌，血常规检查示白细胞值低下。

病人表现出的咳嗽、乏力等症属气血亏虚之象，脾土为气血生化之源，培补中气为治疗原则。病人就诊时逢己亥年岁土不及，运化失司，脾气不得上升，胃气不得下降，脾胃失和，故食谷不香，日久机体失于濡养则消瘦，综合分析，病机明确，治以培土固本、扶正祛邪，应用六己年岁运方白术厚朴汤，处方：生白术 20 克，川厚朴 10 克，川桂枝 6 克，广陈皮 10 克，藿香 6 克（后下），炮干姜 6 克，清半夏 12 克，炒甘草 10 克。7 剂。

2019 年 4 月 5 日二诊。病人服上方 7 剂后心慌、暗哑症状已无，精神明显好转，仍有气短，夜眠易醒，舌脉如前。

病人出生于癸卯年，岁火不及，寒乃行，此次就诊时又值二之气太阳寒水加临少阴君火，寒伤于心则可见气短、眠差。给予六癸年岁运方黄芪茯神汤，结合己亥年二之气运气特点加麦冬以和阳降气、山药以益土，处方：炙黄芪 30 克，朱茯神 15 克，紫河车 6 克（另炖），炒枣仁 20 克，薏苡仁 20 克，炒甘草 10 克，炙远志 10 克，制附子 6 克（先煎），五味子 10 克，剖麦冬 20 克，怀山药 15 克。14 剂。

病人服用上方后体力增，精神爽，乏力减轻，咳嗽偶作。平时间断服用中药调理，夜眠转正常，生活完全自理，诸症向好，精神体力佳。2019 年 5 月复查胸部 CT 结果示：右肺癌术后改变，右侧胸腔少许积液，较前减少。血常规各项指标正常。

2019 年 11 月 6 日再诊，病人述自服用中药，体力增强，日常生活能自行料理，偶有干咳，乏力，右胁部有时隐痛，余无明显不适，纳眠可，二便调，舌淡红，苔薄，脉细沉。神志清，精神可。胸部 CT 检查未见肿瘤转移。

病人未见有明显不适症状，依据五运六气思维，调整好天人关系，减少疾病的发生和发展。值己亥年，岁土不及，厥阴风木司天，病人素性脾虚，风木易于凌犯，治以培太阴泻厥阴，给予白术厚朴汤合敷和汤。病人患病日久体虚，《金匮要略·血痹虚劳病脉证并治》篇述薯蓣丸主治"虚劳诸不足，风气百疾"，可用该方并补气血阴阳，扶正固本。主方白术厚朴汤、敷合汤、薯蓣丸，处方如下：东阿胶 63 克（酒炖），西洋参 100 克（另炖），紫油桂 30 克（后下），大红枣 100 克（擘），大熟地 150 克（砂仁泥 30 克拌炒），六神曲 100 克（包煎），生白术 150 克，姜厚朴 100 克，川桂枝 60 克，广陈皮 100 克，广木香 60 克，炮姜片 40 克，清半夏 100 克，炙甘草 150 克，云茯苓 150 克，生枣仁 150 克，江枳壳 100 克，北五味子 60 克，诃子肉 60 克，怀山药 300 克，生甘草 100 克，炒当归 100 克，大川芎 100 克，杭白芍 100 克，潞党参 100 克，玉桔梗 80 克，西防风 80 克，北柴胡 80 克，大豆黄卷 100 克，剖麦冬 150 克，光杏仁 50 克，白蔹根 30 克，生黄芪 100 克，炙远志 80 克，炒黄芩 60 克。冰糖 300 克收膏。

2020 年 11 月 4 日，病人续求膏方调理。服用去岁膏方后，至今精神状态可，未有感冒等不适症状。现夜眠一般，有时多梦，偶胸闷，大便不成形，每日 1 次，偶有胃脘不适，右胁部隐痛，舌淡红，苔薄，脉细沉。2020 年 5 月复查胸部 CT 结果示右肺术后改变，未见其他异常。

病人目前以养生调理为主。从天、人、邪三方面综合分析，庚子年金运太过，肝木受邪，少阴君火司天，阳明燥金在泉，人居于天地之间，必受天地变化的影响，如《素问·宝命全形论篇》曰："人以天地之气生，四时之法成。"因时制宜，随运立方，给予当年的运气方牛膝木瓜汤和正阳汤；病人出生于癸卯年，岁火不及，寒水凌心易致胸闷不适，给予六癸年岁运方黄芪茯神汤；2020 年金运太过，肝木受戕，临床中多用《辅行诀》中补肝剂补养肝木，病人出现右胁部隐痛不适，病变部位属肝，病属厥阴，可给予小补肝汤。主方牛膝木瓜汤、正阳汤、黄芪茯神汤、小补肝汤，处方如下：东阿胶 95 克（酒炖），鹿角胶 50 克（酒炖），龟甲胶 65 克（酒炖），西洋参 100 克（另炖），旋覆花 100 克（包），紫油桂 30 克（后下），精石斛 30 克（另炖），大熟地 150 克（砂仁泥 30 克拌炒），怀牛膝 100 克，宣木瓜 150 克，杭白芍 100 克，盐杜仲 100 克，油松节 100 克，枸杞子 100 克，明天麻 100 克，炙甘草 100 克，大红枣 100 克，川桂枝 100 克，淡干姜 60 克，五味子 100 克，炙黄芪 150 克，朱茯神 150 克，酸枣仁 150 克，制远志 100 克，炒当归 100 克，

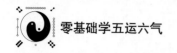

大川芎 100 克，润玄参 100 克，桑白皮 100 克，潞党参 100 克，云茯苓 100 克，剖麦冬 150 克，怀山药 150 克，菟丝子 100 克。饴糖 500 克收膏。

辛丑夏，病人不慎受凉感冒，门诊服用中药 5 剂而愈，平时精神状态可。

本案例病人主要通过服用膏方调理，有效控制了肿瘤的发展。膏方调理打破了常规的放、化疗干预模式，体现了膏方在肿瘤防治方面的重要作用。

近年来随着人们自我养生保健意识的提高，膏方的使用范围迅速扩大，已成燎原之势。膏方不仅在慢性疾病、疑难危重症的治疗中发挥重要作用，还在养生治未病领域引领着人类大健康的发展。受各种因素影响，目前亚健康人群比重越来越大，龙砂膏方是调理亚健康状态的首选。笔者也在进行着"运气理论指导下的膏方对亚健康状态的调理"的科学研究。

第四章　心得体会

　　笔者自跟从龙砂医学流派代表性传承人顾植山教授学习五运六气以来，不仅临床诊疗水平显著提高，而且对中医理论的认识日益精进。运气变化是万物生化的本源力量，形气相感而化生万物，人生于天地之间，与世间万物一样，禀天地之气而生。天地运行有规律，这个规律即是道。五运六气研究的是自然界的周期性运动变化规律，内涵天地之道。学习中医是向道而行，是学道悟道的过程。《素问·天元纪大论篇》述："夫变化之为用也，在天为玄，在人为道，在地为化，化生五味……在天为气，在地成形，形气相感而化生万物。"龙砂医学流派之所以在全国乃至海外流行，主要是基于以下三大主要学术特色：重视《黄帝内经》五运六气理论的临床运用；结合体质和运用三阴三阳开阖枢理论指导经方的应用；基于肾命理论运用膏方养生治未病。顾老师依据开阖枢理论，在五运六气思想指导下，对中医药学知识正本清源，进行了深层次的挖掘和提炼，使众多龙砂弟子受益匪浅，临床应用得心应手，造福于民。用好中医学，学好五运六气，把握天地规律，天人相应，才能为人类的大健康做出卓越贡献。笔者虽学识浅陋，但勤学多问，力争学好五运六气，传承中医精髓，弘扬中医药文化，此乃笔者肺腑之言。兹浅谈学习五运六气心得体会如下。

一、学习五运六气，明辨是非

　　中医学最重要的经典是《黄帝内经》，而《黄帝内经》整合了太极阴阳、开阖枢三生万物和五行学说三大基本理论，其中，最核心的思想是阴阳五行。阴阳是太极图的基本图式，代表了事物运动变化过程中的两种状态，而不是两种物质。阴阳和合，阴中有阳，阳中有阴，阴阳协调，保持一种和谐状态，即阴平阳秘。不可简单地将阴平阳秘认为是阴阳平衡，《素问·生气通天论篇》中记载："阴平阳秘，精神乃治；阴阳离决，精气乃绝。"顾老师指出，阳气的升发有度需要顾护，用"秘"字表示；阳气潜降依靠阴气的协调功能才能完成，用"平"字表示，"阴平阳秘"不可说成"阳平阴秘"，否则就违背了太极图的本义，颠倒了阴阳的概念。老子《道德经》述："道生一，一生二，二生三，三生万物。万物负阴而抱阳，冲气以为和。"一阴一阳谓之道，太极图既是一分为二，也是合二为一，开阖枢运动产生三阴三阳，阴阳处于动态的相对平衡。学习五运六气，要先搞清太极阴阳，因为不了解阴阳的本义就搞不懂五运六气的来历。

"三生万物"中的三不是天地人，而是开阖枢三种状态。阴阳各有开、阖、枢三种状态，从而产生三阴三阳六气。五行是六气化生，是自然界"五常之形气"，把一年分作五个时段，就会依次出现生、长、化、收、藏五大类自然气息，以木、火、土、金、水为代表符号。阴阳是事物运动变化的象态，开阖枢是动态，三阴三阳开阖枢化生六气，六气化生五行，五行是万物变化的时态，阴阳、六气、五行三者构成一个完整的体系。

顾老师多次在讲课中梳理中华文明与五运六气的关系，阐述三皇五帝和华夏文明的由来，澄清了被世人误解或曲解较深的理论观点，使我们了解了七千年文化和五千年文明的区别，对中医药基础理论有了正确的理解。如"春夏养阳，秋冬养阴"，常规的认识为春夏要多食用温热补阳的药物或食物，秋冬多食用滋阴补阴的药物或食物，而实际上是指春夏要顺应阳气的上升，秋冬要助于阳气的收藏，遵循左升右降之意。还有七损八益、六经辨证、卫气营血辨证等理论，正确认知这些理论，为我们临证治疗提供了强有力的保证。五运六气来自自然，顺应自然规律，要用自然解读《黄帝内经》，如古人云："自然大《内经》，《内经》小自然。"

学习运气之后，笔者打破了常规固守的思维模式，如对女子经、孕的治疗，就有了新的认识。顾老师常引用刘河间在《河间六书》中提出的"妇人童幼天癸未行之间，皆属少阴；天癸既行，皆属厥阴论之；天癸既绝，乃属太阴经也"，依据三阴三阳开阖枢理论，顾老师指出天癸指的是生育能力，若用于一生当中，天癸绝就是没有月经，若用于一月当中，天癸绝就是没有生育能力。如调理月经病，在月经期间还未有生育能力时，属少阴，少阴为枢，从少阴治，可以为下一周期的受孕做准备；经期过后进入排卵期（氤氲期），此时有了受孕能力，多从厥阴论治；排卵后若没有受孕，经少阳枢转入太阴降阳明，进入月经期。在对经方的理解和应用方面，顾老师强调应用经方需注重原方药味、药量和煎煮方法等，如常用的半夏泻心汤，要遵守《伤寒论》原文中半夏的用量及去渣再煎的煎煮方法，并纠正了诸多偏颇之处。

二、运用五运六气，执简驭繁

在学习五运六气之前，笔者使用常规的辨证思维可有效治疗常见病、多发病，但由于疾病复杂多变，不能方证对应、药证对应时，就容易束手无策，而学习五运六气之后，笔者转用运气思维，从动态、时间、综合的角度，依据天、人、邪三虚致病因素综合分析，把握运气病机，问题常可迎刃而解。尤其当疾病复杂或无证可辨时，结合运气的变化特点，调整天人关系，许多疾病可"不治自愈"。比如：各种疾病并存的慢性病病人，临床症状烦多，临证时抓住某一个或几个证象，把握运气病机应用运气方，同病异治或异病同治，多可覆杯而愈。对于疑难杂症及危重症的治疗，应用运气思维更能化繁为简，多因素综合分析辨时察象，握机用方，即可奏效。

在对很多顽固性疾病，如慢性湿疹、银屑病、顽固性失眠等，以及危重症的治疗中，转用运气思维，多可快速见效。五运六气是动态的思维模式，不可机械化、神秘化、固定化，要根据运气变化特点，随运立方，因变而求气，把握病机。大道至简，学习五运六气，即可执简驭繁。

三、洞悉五运六气，灵活变通

《素问·五运行大论篇》强调"不以数推，以象之谓也"。顾老师强调临证时要知常达变，融会贯通，否则就违背了运气学说的基本精神，运气学说中，影响气象及疾病发生最重要的因素是每年的"岁运"和"司天之气"。天干化运，地支纪气，而天干有岁运的太过、不及，以及主运，地支有六步的主气、客气，各运气因素之间又有客主加临、运气同化（天符、岁会、同天符、同岁会、太乙天符）等，以上均对运气变化产生影响，故需综合分

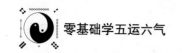

析，灵活应用。运用运气方要善于抓住主症及主要病机，不可拘泥于年支所主。如司天方麦门冬汤，清代名医王旭高解其方说："火淫热胜，则相传之官受制，而治节失司，为咳喘上气……皆肺病也。"该方用于六戊年太徵运，岁火太过，火胜水复，而民病焉。若不是六戊运气年，临床中遇到干咳，或咯血、气短、咽喉干痒、大便干结、舌淡红苔薄干、脉右寸细弱等火邪灼肺致肺气不足之象，亦可应用麦门冬汤。因此，学习五运六气，要圆机活法，审察内外，以明事理。

五运六气不仅可以灵活指导临床应用，各种气象、物象等变化同样受到五运六气律的影响。2021 年 3 月上旬的沙尘暴，全国多地均报道是当地有史以来或近 10 年来最严重的一次。从五运六气分析，2021 年辛丑年，岁水不及，湿乃大行，逢太阴湿土司天，湿土之气盛，阴霾密布，风气来复，值初之气，风木加临，风性善行而数变，挟湿土而行，故是正常的运气变化所致。2021 年 4 月 20 日谷雨节气后的一周，气温本该逐渐回暖，但气温反而下降，最低气温 9℃，广州等地区下了大雨，民众又重新穿上了已收纳起来的棉服，从运气角度分析，岁水不及，气化运行后天，太阴湿土司天，全年阴专其政，偏于湿寒，此时处于辛丑年二之气，少阴君火加临少阴君火，火气用事，但寒气来复，从标本中气分析又有少阴寒化因素，故可见到上述寒象，临床中也遇到各种怕冷、腹泻等病象。

在日常生活中，我们发现天气的变化与五运六气存在关联性，不仅天象受运气的影响，病象也会受运气的影响。有时在某个节令时段会出现相似的病象，只要运气病机相同，选用同一运气方治之即可奏效，可以说是"见天看病"。

运气有常有变，知道运气之常，方能较准确地审时握机用药。但引起疾病的原因多是运气的异常变化，运气有"至而未至、至而太过、至而不及"等，《素问·刺法论篇》和《素问·本病论篇》论述了运气失常是产生疾病的根本原因。《素问·刺法论篇》云："升降不前，气交有变，即成暴郁。"在正常情况下，六气中的每一气都是从在泉的右间，到第二年上升为司天的左间，第三年上升到司天的位置，第四年降到司天的右间，第五年降到在泉的左间，第六年降到在泉的位置，升降有序，循环一周共需六年，如果运气发生异常，出现升降不前等情况，就容易变生疾病。如戊戌年，太阳寒水司天，厥阴风木应从上一年在泉的右间上升为本年司天的左间，但丁酉年阳明燥金未能及时退位，金气过盛，金克木，则木气被抵制而不得上升（即升之不前），日久则木郁，产生"大风摧拉，民病卒中，手足不仁"等疾病。上一年丁酉年司天的右间气少阳相火，如遇水气太盛，火气被郁，就不能下降成为本年在泉的左间气（即降之不下），火郁待时而发。因此，学习运气要知常达变，灵活变通。

四、把握五运六气，提高自信

从学习运气至今，笔者感受最深之处用一句古诗形容便是"柳暗花明又一村"，用常规方药治疗对病人遭受疾苦爱莫能助时，用运气方治疗可发挥意想不到的疗效。2017 年笔者跟师学习半年，重返岗位后应用运气思维开拓了临床思路，不仅诊治常见病时思路敏捷，缩短了疗程，疗效显著，而且解决了众多疑难杂症，取得了神奇的疗效。以前不敢治、不能治的急危重症，转用运气思维救治，多可出现奇迹，使病人转危为安，不断赢得病人赞许，增强了工作自信心。自信是成功的一半，知识是力量的源泉。五运六气是中医药学的核心理论，笔者认为，学好运气学说，如同掌握了前进的航向标，应用运气思维可左右逢源，遇事不慌，思路清晰，尽己所能地减轻病人疾苦。

学习五运六气，不仅增强了笔者的工作自信心，而且增强了笔者的文化自信心。2015 年 12 月 22 日，习近平总书记在祝贺中国中医科学院成立 60 周年的致信中指出"中医药学是中国古代科学的瑰宝，也是打开中华文明宝库的钥匙。"顾老师详细地讲解了中医药学与中华文明密不可分的关系，从三皇五帝到夏商周等历史时期的发展，从先天八卦到后天八卦的转变，以及阴阳五行的建立。炎黄时期，人们把握了五运六气，把握了五运六气也就把握了自然动态周期规律，把握了这个规律就找到了万古不变的律，才达到了文明社会。所以我们文明的标准是对客观世界规律的认识，和西方的判断标准是完全不一样的。了解五运六气，知晓自然界的动态周期性运行规律，顺应四时节气的变化，天人相应，调整人与自然的和谐关系，达到天人合一，

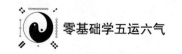
是人类精神追求的最高境界。五运六气和天人合一是中华文化和文明的结晶，学习五运六气，增强了笔者的文化自信心，也大大增强了笔者为传播中医药文化而努力的决心。

五、推广五运六气，传承创新

疗效才是硬道理。笔者学习运气后，临床中捷报频传，不断赢得病人赞誉。运气疗法简便验廉，值得推广应用。《中华人民共和国国民经济和社会发展第十四个五年规划和2035年远景目标纲要》中指出，要"强化中医药特色人才培养，加强中医药文化传承与创新发展，推动中医药走向世界"，新冠肺炎疫情的防治，彰显了中医药的特色和优势，充分体现了"传承精华，守正创新"的正确性。顾老师强调，中医药学是打开中华文明宝库的钥匙，《黄帝内经》是打开中医药学的钥匙，而五运六气是打开《黄帝内经》的钥匙。《黄帝内经》中的五运六气学说，传承并发挥了炎黄文明的五六之律，凝聚了黄帝时代的文化精粹。因此，五运六气是中医药学传承的精华之处。"学经典，重传承"。在守正的基础上才能进行创新。运气学说的传承与创新研究，具有原创性、传承性、创新性、科学性和实用性，是现代中医理论与临床实践发展最为重要的切入点之一。任何学说如果仅仅有理论的传承而无实证及其应用都难以有强大的生命力，运气学说也不例外。运气学说的实用性和临床应用，是其传承不息的动力所在。

顾老师是优秀的中医药传承者和传播者，是复兴中医药文化的坚定实践者，为充分发挥中医药特色，弘扬运气学说，他殚精竭虑，不辞辛苦地奔波于传道授业解惑之途，默默奉献，为中医药事业的发展做出了卓越贡献！他呼吁中医界要重新认识中医药文化的科学内涵，真正担当起打开中华文明宝库大门的历史重任！恩师说："流派传承的最终目的是要让一个流派的'独家秘术'成为大家能够共享的知识和技术，达到这个目的，这个流派就完成了历史使命。"所以，恩师对前来拜师学习的弟子倾心传授，毫不保留，一视同仁。笔者作为龙砂医学流派的传承弟子，传承推广运气学说也是义不容辞的责任。而真正担当起传承和发展的责任，科学地传承，在传承中实践，在实践中创新发展运气学说，任重道远。笔者自学习五运六气以来，积极带动身边同仁学习五运六气，通过建立运气论坛微信群、定期举办运气沙龙等方式，在科主任和各级领导支持下，及时传播五运六气知识，掀起了本地区学习五运六气的热潮，推动了运气学说的学术发展。笔者现已将运气思维广泛应用于临床，灵活使用运气方，传承中医精华并力争创新，普及六气针法的应用，为基层中医药人才传播正确的中医药知识，促进中医适宜技术的开展。今后笔者将继续努力，"不忘初心，牢记使命"，为弘扬五运六气，传承发展中医文化及促进全民大健康而尽微薄之力！

中医是向道而行的，在顾老师的带领和大力推广下，五运六气已传遍海内外。今后我们还将继续在顾老师的引领下共同努力，让五运六气熠熠生辉，焕发出更加耀人的光彩！

感谢恩师！